常见病针灸临床丛书

围绝经期综合征

总主编◎张建斌

主 编◎金 洵

中国健康传媒集团

中国医药科技出版社

内容提要

本书系统阐述了针灸治疗围绝经期综合征的内涵。在中医学对围绝经期综合征的认识中，从病因病机，脏腑、经络辨证等方面进行梳理及总结，同时概述了西医学围绝经期综合征的发病机制及诊疗流程。在针灸临床方面，归纳了诊治规律与疗效特点。机制方面，从免疫、神经内分泌、抗氧化损伤等角度进行分析。最后概述围绝经期综合征人群的健康管理措施。

本书适合针灸、中医临床医务人员、教育工作者及学生阅读使用，也可供中医学研究人员及爱好者参阅。

图书在版编目（CIP）数据

围绝经期综合征 / 金洄主编 . —北京：中国医药科技出版社，2023.1
（常见病针灸临床丛书）
ISBN 978-7-5214-3762-1

Ⅰ. ①围… Ⅱ. ①金… Ⅲ. ① 绝经期综合征–针灸疗法 Ⅳ. ① R246.3

中国国家版本馆 CIP 数据核字（2023）第 021653 号

美术编辑 陈君杞

版式设计 南博文化

出版　**中国健康传媒集团** | 中国医药科技出版社

地址　北京市海淀区文慧园北路甲 22 号

邮编　100082

电话　发行：010-62227427　邮购：010-62236938

网址　www.cmstp.com

规格　710×1000mm $^1/_{16}$

印张　8 $^1/_4$

字数　140 千字

版次　2023 年 7 月第 1 版

印次　2023 年 7 月第 1 次印刷

印刷　三河市万龙印装有限公司

经销　全国各地新华书店

书号　ISBN 978-7-5214-3762-1

定价　**36.00 元**

获取新书信息、投稿、为图书纠错，请扫码联系我们。

《常见病针灸临床丛书》
编委会

总主编 张建斌

主　编　黄凯裕　梁　爽　郑　美　薛　宁　佘延芬
　　　　　梁凤霞　马晓芃　刘　赟　莫　倩　王欣君
　　　　　李　晗　马　辉　蒋亚文　刘兰英　粟胜勇
　　　　　付　勇　陆梦江　邹洋洋　徐修竹　许林玲
　　　　　熊嘉玮　金　洵　徐天舒　韦　丹　洒玉萍

编　委　许　骞　陆成轩　郝晓慧　龚　瑞　孙　霞
　　　　　芦　芸　夏　星　刘力源　还　涵　陈　豪
　　　　　范玺胜　魏盼盼　张明健　陈　丽　王雅媛
　　　　　卢　威　杨姝瑞　余辕耕　易　璇　唐　倩
　　　　　肖　敏　康文武　周钰点　黄湘茜　杨延婷
　　　　　杨　光　赵　越　卢云琼　郭潇聪　孔谐和
　　　　　邹月兰　王雪君　刘　力　季红健　丁　敏
　　　　　任思秀　杨　硕　黄　宇　周雪松　伍先明
　　　　　漆双进　黄小芹　何　婷　支　娜　郑允浩
　　　　　冒金锋　张双双　王　娟　张建明　吴辛甜
　　　　　郑　涵　谢　静　卢梦叶　顾　是　魏春玲
　　　　　沈天益　杨永超　周　昊　顾　纯　戴琳俊
　　　　　褚　红　高　洁　黄宋余　罗　莹　李　威
　　　　　马奇翰　马天翼　马智佳　吉玲玲　欧阳八四
　　　　　吴勤娟　王　卫　王保丹　杨海洲　赵建玲

张国栋　张　音　罗家麒　赵舒梅　张　聪
赵舒梅　徐　静　刘科辰　覃美相　蔡慧倩
张　熙　林欣颖　潘珊娜　林媛媛　周娟娟
李琳慧　章　甜　刘　慧　刘金鹏　金传阳
李　浩　陆　露　叶菁菁　薛　亮　胡光勇
王应越　王　亮　朱金亚　周　翔　赵峥睿
熊先亭　毕　琴　马罕怿　强　晟　朱德淳
贡妍婷　裴梦莹　赵瑞瑞　李乔乔　谢　韬
罗　楚　叶儒琳　王耀帅　朱世鹏　张新昌
李　明　王玉娟　武九龙　黄　伟　陈　霞
彭延辉　郭林曳　秦公顺　曾玉娇　詹明明
李梦雪　武　娟　赵协慧

本书编委会

主 编 金 洵

编 委 谢 韬 罗 楚 叶儒琳

序

　　针灸是源自中国古代的一门系统学问：利用特定的工具，在人体体表特定部位进行施术，产生一定的效应，以达到防病治病的目的，并在长期的临床实践中，形成了独特的理论体系和学术框架。

　　《黄帝内经》时代，针灸理论构建逐渐完善，包括九针形制、操作和应用，脏腑经络和五体身形，溪谷骨空和气府明堂，疾病虚实和针灸补泻等。公元256~260年间，皇甫谧编撰《针灸甲乙经》，从基础到临床，系统整理了针灸学知识、理论和临床应用，构建了针灸学科体系。此后，针灸学术一直在自己固有的轨道上发展和进步。直到清末民初，伴随着西学东渐的逐渐深入，在东西方文化交互辉映和碰撞下，针灸学术的发展轨迹，已经呈现出千帆并进、百花齐放的特点。尤其是20世纪70年代以来，针灸在世界各地的广泛传播，针灸学术更是进入了一个多元化发展的新时代。

　　当代针灸医学蓬勃发展，其学术视野也越来越宽广，无论是基础理论，还是临床应用，都是古代针灸学术所无法比拟的。当今的针灸学术，主要有以下几个特征。

　　1.广泛应用于世界各地。针灸在南北朝时期就已经传到周边的朝鲜、日本等，近几个世纪间断性地在欧洲也有零星传播，但是直到20世纪70年代初，才开始有了世界范围内的广泛传播。针灸的跨文化传播，在异域也出现了从学理到应用的不同理解和差异化变革。

　　2.工具先进，微创、无痛、数据化。针灸工具，古代有"九针"之说，当代不仅有"新九针"、揿针、杵针、浮针等新型针具，还有利用声电光磁等可量化物理参数的新型针灸器具，基于生物传感和人工智能的针灸器具也在孕育中。

　　3.技术进步，操作精细、精准化。针灸操作技术的应用和描述，相对于古代也有了长足的进步，"针灸技术操作规范"国家标准也陆续发布。尤其是在操作目标的部位和结构层次上更加精细、精准，在操作流程上也更加合理和规范，

4.迎接临床新问题和新挑战。与古代主要关注临床证候不同，当代针灸临床实践中还面临着诸多新问题、新挑战。大量基于临床医学病症分类和认知的疾病，在古代医籍文献中没有直接记载和描述，需要当代临床以"针灸学"视角重新再认识，如高血压病、高脂血症、糖尿病等；还有一些临床新问题，如围手术期诸症、抑郁症和焦虑症、免疫性疾病、戒断综合征等，需要在实践中探索。

5.临床疗效规律越来越清晰。自2005年有了第一份基于循证模式的针灸临床研究报告以来，近年来开展的针灸治疗便秘、压力性尿失禁、围绝经期综合征等临床多中心大样本研究，取得了较可靠的研究结果，在国内外产生了较大的影响。基于针灸临床特点的方法学研究也受到重视，并出现了专门团队和组织。

6.机制和原理逐渐清晰。尽管还不能完全从现代生命科学和生物医学的角度揭示针灸作用机制，但是随着经穴特异性、穴位敏化、穴位配伍研究深入，针灸作用的神经-内分泌-免疫网络调节机制也逐渐清晰。

应该说，针灸医学的内涵，需要在一个新起点上重新理解、重新诠释。当代针灸临床适用性不断扩大，诊治病种范围越来越宽泛，操作技术也越来越精准，临床疗效观察和评估也越来越严格，部分现代原理和机制逐渐阐明。因此，基于当代临床实践的回顾、思考和展望，更加显得迫切和需要。本《常见病针灸临床丛书》，即是响应这一时代的需求。

在当今的话语体系下，选择针灸临床的常见病、多发病，梳理古今医家经验为借鉴，总结近现代临床实践和疗效规律为依据，阐述必要的作用机制和原理，在针灸学术史上作一个短暂的思索，给未来一个更加广阔的空间，即是本丛书的初心。

张建斌

2023年6月

目录

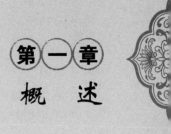

第一节　围绝经期相关概念

围绝经期（perimenopausal period）是女性生育功能从旺盛走向衰退的过渡时期。

1994年世界卫生组织在日内瓦召开专题会议，统一"围绝经期"相关名词定义，包括绝经过渡期、围绝经期和绝经后期等（图1.1）。

1.绝经过渡期（menopausal transition period）

指从月经开始改变，即临床、内分泌及生物学上出现卵巢功能衰退的迹象，至最后一次月经前的阶段。35岁后，既往月经规则，现在月经失去规律，出现周期长度＞7天，但＜2个月，提示绝经过渡期早期开始；当停经2~11个月，提示进入绝经过渡期晚期。

2.围绝经期（perimenopausal period）

包括绝经过渡期和停经后12个月以内。

3.绝经后期（postmenopausal period）

指从最后一次月经期开始，一直到生命终止的整个过程。绝经后5年内定义为绝经后早期，5年后为绝经后晚期。

除上述分期外，日内瓦会议还推荐"自然绝经""人工绝经"和"早绝经"等定义。

4.自然绝经（natural menopause）

指卵巢内卵泡用尽，或剩余的卵泡对促性腺激素丧失反应，不再分泌雌激素而刺激子宫内膜生长，月经永久停止来潮。追溯最终月经（final menstrual period，FMP）确实发生在一年或更长时间以前，方可认为是绝经。

5.人工绝经（induced menopause）

指手术切除双侧卵巢（同时切除或不切除子宫），或行其他停止卵巢功能的方法，如化疗、放疗等。

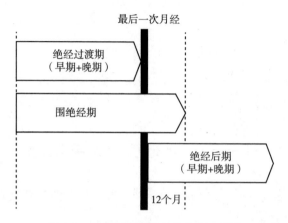

图1.1　围绝经期相关名词定义示意图

6.早绝经（premature menopause）

理想定义为绝经年龄低于参照人群绝经年龄均值的2个标准差。目前我国普遍接受40岁为界值，将40岁以前的绝经称为早绝经。

以往曾广泛应用更年期（climacteric）和更年期综合征（climacteric syndrome）来描述女性这一生理变化阶段。世界卫生组织曾推荐医学词汇中停止使用"围绝经期"这一名词，但国际绝经学会的绝经国际委员会仍投票赞同保留"围绝经期"和"围绝经期综合征"，主要考虑这两个名词最能描述女性一生中这一时期。

2000年全国高等医学院校教材《妇产科学》将本病更名为"围绝经期综合征"；2008年全国高等医药教材建设研究会规划教材《妇产科学》又将本病改称为"绝经综合征"。

7.围绝经期综合征/绝经综合征（menopause syndrome）

指妇女绝经前后出现因性激素波动或减少所致的一系列躯体及精神心理症状。

第二节 流行病学

据联合国有关标准，一个国家65岁以上人口数量在总人口中所占比例超过7%，或60岁以上人口超过10%，便称为"老年型"国家。21世纪上半叶，我国人口老龄化将处于速度快、规模大、比重高的峰值期。随着社会老龄化，绝经期人群的数量也越来越庞大。据统计，目前我国绝经期女性数量约有1.3亿，预计到2030年将达到2.8亿，全球将增长至12亿。随着人群平均寿命不断增长，且女性的平均寿命比男性长，绝经期人群的数目相对更多。根据美国人口咨询局公布的2010年世界人口数据，中国人口平均期望寿命为74岁，其中男性72岁，女性76岁。《"健康中国2030"规划纲要》指出，2030年全国人均寿命将达79岁。而早在2013年，上海女性的平均寿命就达到了84.79岁，男性80.19岁；2016年，上海人均预期寿命更增至女性85.61岁，男性80.83岁。这意味着女性一生有1/3以上的时间在绝经期度过。

据文献报道，约90%以上的女性会出现与绝经相关的症状。绝经期女性中，约80%会有潮热、潮红、多汗，该组症状出现最早，几乎从绝经期就开始出现；约60%~70%有神经质、乏力、关节酸痛；约50%感到心悸、眩晕、头痛、皮肤瘙痒；而阴道干燥、尿失禁可在绝经期后2~3年才开始出现，也可晚至7~8年后出现；骨质疏松通常逐渐发生，较为隐匿，常在绝经后7~10年才被察觉。症状轻者，可在不知不觉中渡过绝经期，但有10%~15%的女性因症状严重而求医。

绝经期女性生理状况变化明显，再加上社会环境、家庭等因素的影响，会严重降低生活质量，因此围绝经期综合征的防治具有越来越重要的意义。

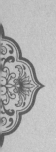

第二章
中医学对围绝经期综合征的认识

第一节　定义

围绝经期综合征虽然不是中医病名，但是中医对围绝经期综合征的认识，有一个不断发展和完善的过程。关于围绝经期综合征的论述和记载，散见于历代医籍中的"脏躁""百合病""郁病""年老血崩""经断复来""不寐""骨痿"等病证中。

张仲景在《金匮要略·妇人杂病脉证并治》中记载："妇人脏躁，喜悲伤欲哭，象如神灵所作，数欠伸。"这段文字可对应到女性绝经前后的部分发病特征，对证治疗的甘麦大枣汤，也成为治疗本病的经典方剂之一。《金匮要略·百合狐惑阴阳毒病脉证治》载："百合病者，百脉一宗，悉致其病也。意欲食复不能食，常默默，欲卧不能卧，欲行不能行，饮食或有美时，或有不用闻食臭时，如寒无寒，如热无热，口苦，小便赤，诸药不能治，其脉微数。"《辨证录》卷之四《五郁门》所载："人之郁病，妇女最多，而又苦最不能解，倘有困卧终日，痴痴不语，人以为呆病之将成也，谁知是思想结于心，中气郁而不舒乎。"以上描述，可以看出"百合病"和"郁病"与绝经前后情志异常的症状类似。傅青主提出了"年老血崩"的病名、病因病机与治疗方药，与诸多医书记载的"经断复来"类似，都指出了绝经过渡期的月经不调。

此外，《黄帝内经》记载的"不寐""骨痿"等病症，也是绝经期女性所常见的症状。"不寐"即"失眠"，《黄帝内经》中论述"不寐"可因气血衰少、阴阳失调、情志异常而发病，是围绝经期综合征常见的临床症状。历代医籍亦多有记载，有"不卧""不得卧""卧不安""卧不得安""不得安卧""少卧""目不瞑""不夜瞑"和"不得眠"等不同称谓。《素问·痿论》指出："肾气热，则腰脊不举，骨枯而髓减，发为骨痿……肾者水脏也，今水不胜火，则骨枯而髓虚，故足不任身，发为骨痿。"绝经前后，肾之阴阳失调，阴虚而阳盛，可发"骨痿"，与围绝经期综合征中腰骨酸楚的症状相似。

基于古今医家的论述，中医对该病形成了较为统一的认识。1964年，中医妇科学专家卓雨农提出"经断前后诸证"这一病名；1980年，全国高等医药院校试用教材《中医妇科学》改病名为"绝经前后诸证"，并沿用至今。

第二节　病因病机

一、古代认识

从古代文献可见，本病以肾虚为本，影响到心、肝、脾、肺等脏腑，加之内伤七情、饮食不节和生活失度等因素的影响，同时又可产生痰、湿、瘀等病理产物，而发为绝经前后诸证。对不同症状，历代医家论述各有偏重，如百合病多为肺阴不足，脏躁多为心肾不交，郁证以肝气不舒为主，不寐多虚实夹杂，年老血崩和骨痿以肾虚为主等。

（一）脏腑功能失调

七七之年，肾气渐衰，任冲脉虚，常影响心、肝、脾、肺等脏腑，出现功能失调。

1. 肾虚为本

《素问·上古天真论》记载，七七之年，女子肾气渐衰，脏腑之气衰弱，冲任空虚，精血不足，故月经渐稀、绝止。《校注妇人良方》曰："况男子六十四岁而精绝，女子四十九岁而断经。"薛己认为，女子49岁是肾气从盛到衰、天癸由至到竭的分界线。《景岳全书》曰："妇人于四旬外，经期将断之年……当此之际，最宜防察。"张景岳认为，若妇女禀赋虚弱，会导致这一时期诸多疾病的发生，并提出预防的概念。

2. 肾虚及肝

《竹林女科证治》曰："妇人四十六七岁，肝肾二经气血方损，胁胀作痛，或头昏目眩、憎寒壮热，或遍身作痛经闭不通，或出盗汗，寝成痨瘵。"肝肾同源，绝经前后肾精亏虚不能化血，肝血不足，肝失濡养，疏泄失利，容易引发情志失调；肾阴不足，水不涵木，肝阳上亢，表现为急躁易怒、面红目赤等症状。

3.肾虚及心

《景岳全书·不寐》引徐东皋语："观此患者脉症，属肾阴不足，不能上交于心，心肝火旺，水性炎上，虚热扰神，而致失眠。"心与肾有水火既济的关系，绝经前后心肾不交，可引发失眠、心烦等症状；肾阴不足，心气虚耗，气血不足，心神失养，则悲伤善哭。

4.脾气不充

天癸绝后，先天气血渐衰，后天脾胃成为主导，脾失健运则气血生化不足。李东垣《脾胃论》提到"阴火"的概念，"胃病则气短精神少而生大热，有时显火上行，独燎其面"，脾虚清阳不升，阴火上冲，易出现潮热、头颈汗出等症状。

5.肺阴不足

张仲景记载"百合病"由肺阴虚所致，王士雄持肺经邪热观点，唐容川亦认为"百合病"病机与肺阴不足有关。

绝经是生命过程中的一个自然阶段，虽然遵循基本的进程和规律，但由于多种致病因素，可以导致脏腑功能失调，再加上个人禀赋和体质的差异，脏腑功能失调又表现出较大的个体差异。

（二）内伤七情

绝经前后易出现情志障碍，情志障碍又会影响脏腑、经络、气血功能，进一步加重绝经前后诸证。《黄帝内经》首先提出情志致病，汉代张仲景提出"因郁致病"学说和"脏躁""百合病"等病症名，为后世治疗绝经前后情志障碍开创先河。张景岳认为，情志异常可致崩漏、夜卧不安等症。《景岳全书》载："崩淋之病……未有不由忧思郁怒，先损脾胃，次及冲任而然者。"忧思伤脾，脾不统血，冲任失调，则月经不调，甚者崩漏。张从正在《儒门事亲》中提出，悲哀太甚、忧结惊恐是老年血崩的发病原因。《古今医统大全》曰："中年以上人，及高年孀妇，多是忧思过度，气血俱虚，此为难治。"叶其蓁在《女科指掌》中提出"所欲不遂，思极伤心"，认为脏躁由情志不遂，引发心虚肝旺所致。《也是山人医案》载："忽惊悸，汗大泄，有时寤不肯寐，竟有悲伤欲哭之象……每有是症，自情志中生。"也是山人指出，情志不遂可引发脏躁，出现惊悸、大汗、不寐、悲伤欲哭等表现。

因此，持续情志障碍和应激，尤其是"忧思郁怒"等，可以诱发和加重绝经前后的情志症状。

（三）生活失度

饮食和劳累等因素也可引发或加重绝经前后症状。

1.饮食不节

王叔和《脉经》曰："味酸则伤筋，筋伤则缓……味咸则伤骨，骨伤则痿。"过食酸咸，损伤筋骨，加之绝经前后肾气亏虚，易致肾虚腰痛诸症。陈士铎认为，饮食不节以致伤气，气虚则损及冲任，亦可成为崩漏的病因。张景岳提出，因衣食、利害等社会因素所累，可引发郁病。《景岳全书》曰："又若忧郁病者，则全属大虚，本无邪实，此多以衣食之累，利害之牵，及悲忧惊恐而致郁者，总皆受郁之类。"李用粹在《证治汇补》中提出，饮食不节，痰饮停积，损伤脾胃，可因中焦损伤而致郁，出现情志失调。

2.劳逸失常

绝经前后本就肾气亏虚，加之劳伤过度，致脏腑虚损，冲任不能制约经血，而经血暴下。齐仲甫《女科百问》曰："倘若劳伤过度，致脏腑俱伤，冲任经虚，不能制约其血，故忽然暴下，谓之崩下。"《圣济总录》中认为，劳伤气血，脏腑虚损，可引发"百合病"诸证。

3.房劳多产

张景岳认为，若妇女房劳多产，损伤肾气，在肾气渐衰、天癸将绝之时，往往不能适应这一时期的变化，发生诸多疾病。傅青主论述了房事不节是"年老血崩"的发病原因。《傅青主女科》云："妇人有年老血崩者，其症亦与前血崩昏暗者同，人以为老妇之虚耳，谁知是不慎房帏之故乎！"绝经前后女性肾气渐衰，若房事不节，益耗肾中精气，冲任虚损，经血不摄，遂致崩漏。因此，中年女性生活不规律，也可以诱发或加重绝经前后诸证。

（四）痰、湿、瘀等病理产物的影响

如果绝经前后痰、湿、瘀等病理产物上升为主要矛盾，也可成为继发病因，产生围绝经期失眠。徐春甫指出，诸因化火、炽液成痰可致不寐。《古今医统大全》曰："痰火扰乱，心神不宁，思虑过伤，火炽痰郁而致不眠者多矣。"张璐认为痰火是妇人肥胖不寐的病因,《张氏医通》载:"妇人肥盛,多郁,不得眠者吐之,从郁结痰火治⋯⋯盖惊悸、健忘、失志、心风不寐,皆是痰涎沃心。"王清任认为,瘀血是导致顽固性不眠的病因,一般的养血安神法不能治疗的"不眠",应该考虑血瘀的存在。

二、现代认识

从现代文献可见,围绝经期综合征的病因病机仍然集中在"肾虚为本,影响心、肝、脾",但多认为偏于肾阴虚,较少提及古代文献所载的肺阴不足。绝经前后肾气渐衰是女性生殖系统的生理现象,但部分女性肾衰过早或程度过速,加之现代社会、心理因素干扰较强,继而出现一系列症状,症状的轻重与体质差异亦有关系。

(一)肾虚为本,多肾阴虚,体质差异与症状轻重相关

王琦认为,绝经前后诸证发病的根本原因在于肾虚,冲任不足,由于体质差异,表现为肾阳虚、肾阴虚、肾阴阳俱虚等多种类型。陆启滨认为,肾气衰退,肾阴偏虚是病机之本。肾气衰少,阴虚日久,耗伤阳气,则可发展为肾阳不足,阴阳两虚。陆启滨观察了近300例围绝经期综合征患者,烘热汗出、咽干口燥、五心烦热、腰酸耳鸣等肾衰阴虚症状的出现率均在75%以上。既往身体健康状况与围绝经期综合征的发病相关,有重病或慢性病者发病率高,说明素体肾气盛衰是围绝经期综合征发病的前提和基础。哈荔田认为肾虚是围绝经期综合征的致病之本,身体机能减弱是发病的内在条件,体质和免疫功能不佳等可导致或加重肾气的阴阳失衡。李景荣、王子瑜、何任等一致认为肾虚是围绝经期综合征发病的根本,患者身体处在肾气阴阳失调的状态。

现代研究表明,肾阴虚症状的出现与交感神经功能增强和亢进有关。患者尿儿茶酚胺测定显示,去甲肾上腺素(NE)和肾上腺素(E)比值增高,大脑皮层高级中枢抑制性减弱,兴奋性增强,中枢神经介质分泌调节失常,导致周围自主神经和内分泌功能紊乱。围绝经期症状受到内分泌系统激素水平的影响,在这一时期下丘脑-垂体-卵巢轴功能减退,雌激素水平波动并逐渐降低,下丘脑促性腺激素释放激素水平升高,导致围绝经期综合征的发生。切除双侧卵巢的患者,由于体内雌激素水平迅速下降,围绝经期症状迅速出现,潮热汗出等一系列症状的严重程度和持续时间比自然绝经女性更严重,表明围绝经期综合征的发生以肾为本,偏重肾阴虚。

（二）心、肝、脾等多脏腑功能失调

夏桂成认为围绝经期综合征病位在心，中心环节是"心-肾-子宫轴"功能的失调，心肾水火失济，心火偏亢，导致心主血脉、心主神明的功能异常，故出现烘热汗出、面红烦躁、心悸失眠等症状。夏桂成等研究表明，阴虚心火亢盛者尿中儿茶酚胺和17-羟皮质类固醇（17-OHCS）水平增高，与交感-肾上腺髓质活动亢进有关。王敏之认为，绝经前后肾阴不足，不能上济于心，心肾不交是围绝经期综合征发病的主要机理。谈勇认为心肾是调节阴阳平衡的关键，天癸与心、肾功能密切相关，由心-肾-子宫的协调活动构成生殖轴的基本功能。谈勇观察120例阴虚型围绝经期综合征患者，发现阴虚型患者有明显的神经质倾向，不能迅速适应自身阴阳气血的变更，可由肾阴虚衰，阴虚火旺，导致心火扰动神明。

肝是心肾交通的枢纽，肝气郁结则气机不畅，枢机不利，亦能阻碍心肾相交。同时女性生殖系统赖肝血之充养，心理与情志状态赖肝气之调控，在围绝经期综合征发病过程中，肝起着重要的调节和控制作用。胥受天根据"女子以肝为先天"的相关学说，认为脏腑化生之气血皆储于肝，下注于血海而成月经，故绝经与肝密不可分。金季玲认为绝经前后的女性多处于精神紧张状态，除肾阴虚外，肝失疏泄亦是关键，肝郁则气血失和，或郁而化火，导致诸多症状的出现。邵素菊认为肝肾阴虚、虚热扰神是绝经前后失眠的发病关键。赵景湘认为，肝肾亏虚，精血不足，难以充养筋骨，是导致绝经前后女性骨密度降低的主要原因。

周铭心认为，绝经前后女性肾气渐衰属自然规律，而维持正常生命活动的精、血、神、气皆源于脾胃化生，脾虚则肾无以养，导致肾气更虚。王希知认为，由于脾肾存在先后天相资的关系，绝经前后女性不仅处于肾虚状态，更是脾肾两虚。余庆认为脾胃阳气虚弱是围绝经期综合征发病的重要原因，脾虚所致后天气血不足，影响到肾及冲任，引起月经及生殖方面的改变。

（三）社会心理因素的影响

绝经前后女性受繁忙工作及家庭事务等影响，精神紧张，过于疲劳，超过了自我调适范畴，引发焦虑或抑郁等不良精神状态，可加重绝经前后相关症状。临床研究发现，经历精神创伤或生活在紧张、抑郁环境中的女性，其围绝经期综合征的发病率远高于生活在和谐欢乐环境中的女性。周铭心观察到，围绝经期综合征的发病与精神心理因素密切相关，患者常在情绪激动或紧张时症状频发或加重。谈勇等发现，心理因素是阴虚型围绝经期综合征发病的内在因素，而生活事件的激惹会加重阴虚型围绝经期综合征的发病。研究组中86%以上的患者年内遭受过负性生活事件的打击，其人际关系、生活环境问题的刺激强度较对照组高，近年健康、生活环境及家庭关系等出现问题的频度明显较高。

第三节　辨证分型

一、古代认识

围绝经期综合征症状复杂多变，其辨证散见在"脏躁""百合病""老年血崩""不寐"和"骨痿"等病症中。总体以虚证为主，或虚实夹杂，仍以肾虚为本，影响心、肝、脾、肺等脏腑。本病的辨证涉及多种辨证体系，如虚实辨证、脏腑辨证、气血辨证和三焦辨证等。

（一）脏躁

脏躁辨证多为虚证，多在血，病位在心、肝、肺，有心血虚、肺气虚和肝血虚之分。《金匮要略·妇人杂病脉证并治》载："妇人脏躁，喜悲伤欲哭，象如神灵所作，数欠伸，甘麦大枣汤主之。"又《金匮要略·五脏风寒积聚病脉证并治》所说："所谓邪哭使魂魄不安者，血气少而属于心也。"此由心血不足引发脏躁。萧埙《女科经纶》曰："无故悲伤属肺病，脏躁者，肺之脏躁也。"《辨证录》曰："肺经虚则肺气干燥，无所滋润，哀伤欲哭之象生。自悲出涕者，明是肺气之匮乏也。"肺气虚导致"肺躁"，失于滋润，而致悲泣。叶其蓁《女科指掌》曰："盖心虚则悲伤，悲伤则心动，心动则宗脉感而液道开，令人欲哭，过甚则宗气消而荣卫不利，阴阳相引而作欠伸也，"又认为"精气并于肺则悲"。脏躁可为心虚证，或心虚证兼有肺虚证。《金匮玉函经二注》道："《内经》曰肺之声为哭，又曰并于肺则悲，《灵枢》曰悲哀动中则伤魂。此证因肝虚肺病，伤其魂而然也。"此辨为肝虚伤肺证。

（二）百合病

百合病辨证多虚证，亦有虚证夹实，病位在心、肾、肺，有肺阴虚、心肾不交、气血两虚等证型，亦有从三焦辨证。王士雄在《温热经纬》中提到："此病仲景以百合主治，即以百合名其病。其实余热逗留肺经之证，凡温、暑、湿、热诸病后皆有之，不必疫也。"认为百合病是热证之后，余热未清，肺阴不足之证。李中梓《医宗必读》认为："以百合治之，是亦清心安肾之效欤。"从百合的功效论，百合病的病机正是肾阴虚，心火旺，为心肾不交之证。《圣济总录》曰："伤寒百合病者，谓百脉一宗，悉致其病也……脏腑虚，营卫耗弱，不能平复，变成斯疾也。"百合病由脏腑虚弱所致，为气血虚弱证。高学山在《高注金匮要略·百合狐惑阴阳毒病脉证治》提出："百脉者，百骸之血脉……若阴血一伤，则其气自为涣散，而气血失合一之用，故悉致其病也。"百合病是阴血不足、气血失和，为阴血不足之证。《诸病源候论》曰："其候恶寒而呕者，病在上焦也，二十三日当愈。其状，腹满微喘，大便坚，三四日一大便，时复小溏者，病在中焦也，六十三日当愈。其状，小便淋沥难者，病在下焦也。"分上、中、下三焦对百合病辨证。

（三）老年血崩

老年血崩辨证有虚证和虚实夹杂证，病位多在脾、肾和肝，虚证有脾不统血、肾阴虚、肾精不足、气血不足等，虚实夹杂证有肝经血热、肝经受风等。王肯堂《证治准绳·女科》载："经云：阴虚阳搏，谓之崩。其为患因脾胃虚损，不能摄血归源。或因肝经有火，血得热而下行。或因肝经有风，血得风而妄行。或因怒动肝火，血热而沸腾。或因脾经郁结，血伤而不归经。或因悲哀太过，胞络伤而下崩……肾水阴虚，不能镇守包络相火，故血走而崩也。"载老年血崩有脾不统血、肝经血热、肝经受风、肾阴虚等证。张从正在《儒门事亲》中记载了年老血崩的案例，认为："天癸已尽，本不当下血。盖血得热而流散，非寒也。"陈士铎在《辨证录》中记载，老妇气虚血衰，又多言耗气，饮食不节，气益衰而不能生血，冲任大开，遂致崩漏，此为气血不足证。傅青主在《傅青主女科》中记载，老年妇女房事不节而致血崩，房劳过度则耗伤肾精、肾气，为肾精亏虚证。

（四）不寐

不寐辨证有虚证和虚实夹杂证，病位多在心、肝、脾、肾、胃，虚证有气血不足、心阳不振、心血不足、心肝血虚等，虚实夹杂证有脾虚火郁、肝火上炎、心肾不交、胃气不和等。《灵枢·营卫生会》曰："老者之气血衰，其肌肉枯，气道涩，五脏之气相搏，其营气衰少而卫气内伐，故昼不精，夜不瞑。"阐述了老年人失眠的病因病机，认为气血衰少引发营卫失调，继而出现失眠。张仲景在《伤寒论》中记载了桂枝去芍药加蜀漆牡蛎龙骨救逆汤证、黄连阿胶汤证、酸枣仁汤证等对于失眠的辨证论治，有心阳不振、心肾不交、心肝血虚等证型。华佗在《中藏经》中提出："（心病）虚则多惊悸，惕惕然无眠，胸腹及腰背引痛，喜悲时眩。"此为心气虚证。徐春甫《古今医统大全》曰："痰火扰乱，心神不宁，思虑过伤，火炽痰郁，而致不眠者，多矣。有因肾水不足，真阴不升，而心阳独亢，亦不得眠；有脾倦火郁，夜卧遂不疏散，每至五更，随气上升而发燥，便不成寐。"肾水不足，无以制心火，或者脾虚痰火内郁，导致失眠，此为心肾不交、脾虚火郁。沈金鳌在《杂病源流犀烛》中提出五脏失常导致失眠，归纳为心血不足、肝火上炎、心肾不交、脾胃不和等证型。

（五）骨痿

骨痿辨证多为虚证，病位多在肾、肝和心，有肾气不足、肾阴亏虚、心肾不交和肝肾亏虚等证型，以肾虚为主。《圣济总录》记载骨痿病在肾虚："夫肾脏虚损，骨痿羸瘦者，盖骨属于肾，肾若虚损，则髓竭骨枯。阳气既衰，身体无以滋养，所以骨痿，肌肤损削而形羸瘦也。"《子午流注针经》记载骨痿为肝肾亏虚证："肾肝在下，通于地气，以藏精血，实于骨髓……肾肝内绝，则骨痿筋缓。"《医学入门》曰："肾气虚，心悬如饥善恐，惕惕如人将捕，水不胜火，则骨枯而髓虚，故足不任身，发为骨痿。"肾虚而不胜心火，为心肾不交证。《症因脉治》将骨痿的脉象与不同证型总结对应，分别记载了肾气不足、肾虚火旺、肾阴亏虚等不同证型的骨痿。

二、现代认识

与古代文献相比，现代文献对围绝经期综合征的辨证分型同样以肾虚为主，涉及到多脏腑。但现代文献更强调"肾阴虚多见"及痰湿、瘀血等病理产物的影响。现代文献中，本病辨证分型尚缺乏统一标准，拟定的证型名称有多样性，部分学者按围绝经期综合征不同症状区分证型，亦有从西医学角度阐释辨证分型。

（一）既往指南和教材中的证型

1997版《中药新药临床研究指导原则（第三辑）》将围绝经期综合征分为阴虚内热、阴虚精亏、阴虚肝旺、肝肾阴虚、阴虚血燥、心肾不交、脾肾阳虚7个证型。全国高等中医院校规划教材《中医妇科学》第五、六版分为肾阴虚证、肾阳虚证，第七版教材增设肾阴阳两虚证。2017年国家中医药管理局颁布的《中医病证诊断疗效标准》将本病分为肝肾阴虚和肾阳亏虚两种证型。

（二）现代文献中的证型

杨洪艳对111篇文献进行分析，经过规范证候名称，最终归纳出36个证型，出现频率较高的6个证型为肾阴虚、肾阳虚、肾阴阳两虚、心肾不交、肝肾阴虚、脾肾阳虚，常见的兼夹证为痰湿、瘀血、气郁。刘雁峰对485篇文献进行分析发现，围绝经期综合征以阴虚居多，绝大多数证型与肾相关，其次是肝，肾阴虚、肝肾阴虚、肾虚、肾阳虚、脾肾阳虚出现较多。任婕从2449篇文献中筛选出470例进行分析，发现围绝经期综合征证型复杂，以虚证居多，病位主要涉及肝、肾、心、脾，出现频率在5%以上的证型共有6个：肝肾阴虚证（11.98%）、脾肾阳虚证（8.49%）、肾阴虚证（8.16%）、肾阳虚证（7.70%）、心肾不交证（7.44%）、肝气郁结证（6.45%），这6个证型被认为是围绝经期综合征的常见证型。

郭艳观察了270例围绝经期综合征患者，归纳出75个常见症状，38个证型，认为肾阴虚、肝气郁结、肝肾阴虚是最主要的证型，而肾阴阳两虚、心气虚、心肾不交、肾阳虚等证型出现频率较高。赵秀清观察了392例围绝经期综合征患者，证型以肾阳虚证和脾肾阳虚证为主，其他依次为肾阴虚证、肾阴阳两虚证、心肾不交证、肝气郁滞证、肝肾阴虚证。徐广飞通过研究发现，围绝经期综合征证型中最常见的是肾阴虚、心肾不交、阴虚火旺，都与肾阴亏虚相关。刘翠萍对216例围绝经期综合征患者的资料分析发现，肾虚肝郁证患者最多，其余依次是肝肾阴虚、肾阴虚、肾阴阳两虚、肾阳虚、脾肾阳虚。靳岭观察了围绝经期综合征不同发展阶段的证型，绝经前期以脾虚证为主，围绝经期以肝虚证为主，绝经后期则以肾虚证为主，表明不同生理阶段围绝经期综合征的发病可能会侧重于不同的脏腑。

部分学者按围绝经期综合征不同症状区分证型。陈启亮等通过66篇文献分析，围绝经期失眠的患者中，证型频率在10%以上的为心肾不交、阴虚火旺和肝肾阴虚，三者接近总数一半，病位主要在肾、肝和心。李晓洁等观察了385例围绝经期抑郁症患者，主要证型依次为心肾不交兼肝郁、肝郁肾虚、肾虚、肝郁气滞和心肾不交。卓泽伟等分析文献发现，围绝经期抑郁症患者中，肾虚肝郁证占比例最大（30.42%），肝郁气滞、心肾不交次之；在虚、实比例中，实证占53.09%，虚证占46.91%，提示本病是本虚标实或虚实夹杂。刘颖观察了399例围绝经期崩漏的患者，证型分布频率依次为脾虚型（186例）、肾虚型（84例）、血瘀型（43例）和血热型（25例）。张月对369例围绝经期潮热的患者进行统计分析，总结出7个证型，分别是肾阴虚证、肾阳虚证、肾阴阳两虚证、心肾不交证、肾虚血瘀证、阴虚肝旺证和肝郁血热证。陈易等认为围绝经期女性骨质疏松症以肾虚为主，也可见脾虚、肝阴虚等证和血瘀、气滞、寒痰、湿邪等证。邓琳雯等观察130例绝经后骨质疏松症患者，辨证以肾虚证、肝虚证最为多见。从气血阴阳辨证来看，阴虚证出现率最高，其次为阳虚证。朱建宗观察了196例围绝经期骨量减少的女性，其中脾肾阳虚型占45.4%，气滞血瘀型占21.4%，肝肾阴虚型占18.4%，肾阳虚型占14.8%，证型以脾肾阳虚为多。

（三）现代专家经验

夏桂成在《夏桂成实用中医妇科学》中将围绝经期综合征分为阴虚和阳虚2个主要证型，兼有肝郁、兼血瘀和兼痰浊3个次要证型。张磊教授认为围绝经期综合征临床可分为肝肾阴虚、肝气郁结、痰湿内蕴和肾阴阳两虚4种证型。周青教授结合临床辨证，将本病分为以下4个证型：阴虚火旺证、肝郁化火证、痰湿内阻证和心脾两虚证。喻秀兰教授将围绝经期综合征分为肝肾阴虚、气滞血瘀、心肾不交、肝气郁结、心脾两虚、脾肾阳虚6个证型。何若苹教授将证型分为肝郁气滞型、气滞血瘀型、心肾不交型、心脾两虚型和阴阳两虚型。张玉珍教授指出，围绝经期综合征多以肾阴虚为主，由于体质或阴阳转化等因素，也可表现为偏肾阳虚或阴阳两虚，常兼见脾虚、肝郁、瘀血等。

（四）证型的现代研究

现代文献中，部分研究开始关注围绝经期综合征中医证型与西医学指标的关系，探讨是否可将这些指标作为辨证分型的参考依据，并从西医学角度阐释本病的中医证型及病理变化，使辨证分型更加客观。

周明镜观察到，阴虚火旺及心肾不交型患者雌二醇（E_2）平均水平明显低于其他证型，而卵泡刺激素（FSH）和促黄体生成素（LH）水平较其他证型明显升高，认为肾中阴精不足与雌激素水平低落相关，FSH和LH水平与阴虚火旺程度相关。叶晟发现，雌激素受体与肝郁证具有相关性，雌激素受体ERα/ERβ比值在肾虚肝郁组内表达呈下降趋势，认为雌激素水平可作为微观参数的辨证参考依据，而ERα/ERβ比例下降可能是肝郁证的生物学基础。叶燕萍发

现 E_2 均值在各证型间（肝郁型、肾虚型、肝郁肾虚型、肝郁肾虚挟瘀型）有逐渐降低的趋势，而 2 种兼夹证型均明显低于单纯肝郁型或单纯肾虚型。可见随着患者 E_2 值降低，其病情加重、复杂。吴以善推测 E_2 与 FSH 可能是一种阴与阳的关系，E_2 属于肾精、肾阴的范畴。

夏桂成等在临床观察中发现，围绝经期阴虚心火旺者尿儿茶酚胺水平增高，阴虚肝火旺者 17-OHCS 水平增高，阴虚心肝火旺者两者均增高，且心火偏旺者尿儿茶酚胺水平与自主神经平衡指数成正相关，说明阴虚心火偏旺可能与交感-肾上腺髓质活动亢进有关，阴虚肝火偏旺可能与交感-肾上腺皮质活动亢进有关。顾文聪等发现，围绝经期阴虚火旺患者的血浆脂质过氧化物（LPO）含量明显高于同龄正常人，提示阴虚火旺证候群的病理生理学基础可能包括自由基反应增强，"火旺"是生物体氧化代谢过程增强的表现。杨丽蓉观察到，围绝经期女性气滞、痰湿与甘油三酯（TG）水平相关，气滞还与高密度脂蛋白（HDL）水平相关，阴虚与尿素氮/肌酐（BUN/CREA）比值水平相关，但这些指标的检测结果均在正常范围内。吴荣莉发现，围绝经期综合征患者微量元素锌水平降低，认为锌水平下降可能是出现肾虚证的物质基础之一。肾虚血瘀证患者铜水平最高，随着铜水平升高，血瘀情况有加重趋势，铜水平较高可能与血瘀证的产生有关。肝郁肾虚证患者镁水平偏低，低镁可能是导致精神状态改变的原因之一。许小凤等发现血浆内皮素（ET）及血浆内皮素/一氧化氮（ET/NO）比值水平在阴虚证潮热汗出轻、中、重组中依次下降，提示 ET 与 NO 比例失调程度可作为衡量围绝经期综合征阴虚证潮热汗出程度的指标之一。王燕等对肾阴虚、肝肾阴虚、肝气郁结型围绝经期综合征女性血浆经超高效液相色谱（UPLC）代谢物谱分析，发现 3 种证型组氨酸水平均有升高，肝气郁结型升高幅度最大。肝气郁结型血浆花生四烯酸及亚油酸等 ω-6 系列脂肪酸水平显著高于其他型，提示肝气郁结型患者可能更普遍存在心脑血管疾病。肾阴虚型血浆肌醇水平显著降低，而肝气郁结型及肝肾阴虚型肌醇水平显著升高，表明脂质及能量代谢异常是这两型围绝经期综合征患者的主要特征之一，应警惕免疫功能降低及发生肿瘤的可能性。肾阴虚型与肝肾阴虚型血浆中葡萄糖水平显著增加，且肾阴虚型增加幅度最大，提示肾阴虚型患者可能存在较严重的糖代谢紊乱。

从目前结论来看，西医学生化指标与围绝经期综合征证型存在一定关系，这些结果可作为辨证分型的参考，但两者间的关系是否存在特异性和规律性，仍需更大样本的研究。

三、指南中的辨证分型

依据2015年《中医临床诊疗指南释义·妇科疾病分册》，本病的辨证分型如下。

（一）辨证要点

围绝经期综合征以肾虚为本，常影响到心、肝、脾，辨证注意有无水湿、痰浊、瘀血之兼夹证。

（二）辨证分型

1.肝肾阴虚证

绝经前后，月经紊乱，月经提前，量或多或少，经色鲜红；烘热汗出，眩晕耳鸣，目涩，五心烦热，口燥咽干，失眠多梦，健忘，腰膝酸痛，阴部干涩，或皮肤干燥、瘙痒、感觉异常，溲黄便秘；舌红，少苔，脉细数。

2.肾虚肝郁证

绝经前后，月经紊乱，烘热汗出，精神抑郁；胸闷叹息，烦躁易怒，睡眠不安，大便时干时溏；舌红，苔薄白或薄黄，脉沉弦或细弦。

3.心肾不交证

绝经前后，月经紊乱，烘热汗出；心悸怔忡，心烦不宁，失眠健忘，多梦易惊，腰膝酸软，精神涣散，思维迟缓；舌红，少苔，脉细或细数。

4.肾阴阳两虚证

绝经前后，月经紊乱，经色暗或淡红，时而烘热，时而畏寒；自汗，盗汗，头晕耳鸣，失眠健忘，腰背冷痛，足跟痛，浮肿，便溏，小便频数；舌淡，苔白，脉沉细弱。

指南中4种证型及构成要素是在古今文献整理、专家咨询的基础上依据出现频率统计计算的结果。临证时还可见到其他证型或兼夹证，如心肝火旺证、脾肾两虚证等，肾阴阳两虚证又有偏于肾阴虚或肾阳虚。除主要累及的肾、心、肝、脾等脏外，还可有水湿、痰浊、瘀血等病理产物所致的兼夹证，临床应详加审辨。

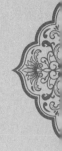

第三章
西医学对围绝经期综合征的认识

第一节　发病机制

女性绝经前后最明显的变化是卵巢功能衰退，随后表现为下丘脑-垂体功能退化，下丘脑、垂体、卵巢分泌的激素发生特征性变化，从而引起生殖系统、心脑血管系统及其他内分泌代谢系统的变化和症状。

一、下丘脑-垂体-卵巢轴的功能变化

女性出生时约有200万个始基卵泡，至青春期约有30万个，一生排卵300~400个。从出生到绝经，女性卵巢中的卵泡数目不断减少，约99.9%的卵泡逐渐闭锁。研究显示，女性从35岁开始卵巢功能下降，40岁以后卵泡数量减少速度加快，无排卵周期占整体数量的25%。因此女性进入围绝经期后，第一个改变是卵泡成熟率或排卵率降低。衰老卵泡对促性腺激素的敏感性下降，从而诱导下丘脑促性腺激素释放激素（GnRH）增加，刺激垂体合成和释放卵泡刺激素（FSH），导致血清FSH水平增高，下丘脑-垂体-性腺轴的平衡被打破。卵泡抑制素由成熟卵泡和黄体产生，围绝经期卵泡数量减少及功能降低会导致卵泡抑制素分泌减少，不能明显抑制垂体分泌FSH，亦会使FSH水平升高。高水平的FSH过度刺激卵泡，迫使颗粒细胞合成相当量的雌激素，造成雌激素水平不稳定。FSH持续稳定增高，加速剩余卵泡发育，使卵巢周期中卵泡期缩短；同时高水平的FSH还会诱发黄体期卵泡发育，导致月经周期不规则。因黄体功能不良及排卵率降低，孕激素分泌减少，呈现持续性、无对抗的雌激素作

用，可造成围绝经期异常子宫出血。到绝经后期，随着卵泡发育停止，卵巢几乎丧失产生雌、孕激素的能力，月经闭止，但卵巢间质细胞仍保留部分分泌雄激素的功能。绝经后女性体内E_2主要来源于肾上腺分泌的雄烯二酮（A_2）和卵巢间质细胞分泌的睾酮（T）。绝经10年后卵巢间质细胞萎缩，雄激素分泌基本停止。

二、其他内分泌功能的变化

绝经前后女性体内雌激素合成和分泌减少，水平降低，下丘脑-垂体-卵巢轴失去平衡，会影响甲状腺激素的分泌，同时甲状腺功能亦随年龄增长而有衰老和变化的过程，因此甲状腺功能紊乱在围绝经期女性中更易发生。有数据表明，42~52岁的女性中约有9.4%出现促甲状腺激素（TSH）水平超出正常范围，且TSH水平以每5年3.5%的速度增高。围绝经期女性甲状腺功能减退的发病率达10%。甲状腺功能亢进大多由毒性弥漫性甲状腺肿（Graves病）及浸润性甲状腺肿引起，Graves病的发病率约占绝经前后女性数量的3.4%~6.8%，约10%~17%的甲亢患者年龄大于60岁，女性发病率远高于男性。

肾上腺皮质与卵巢功能亦关系密切，围绝经期垂体促性腺激素分泌升高的同时，促肾上腺皮质激素（ACTH）分泌亦增高，可引起肾上腺皮质功能亢进，表现为高血压、肥胖和胆固醇水平升高。绝经后晚期，肾上腺皮质功能减退，表现为身体倦怠、胆固醇水平降低等。

三、其他器官和系统的功能变化

绝经后女性易发生骨质疏松，称为绝经后骨质疏松（PMO），以骨密度降低和骨微观结构改变为特征，从而导致骨强度下降和骨折风险增加。从围绝经期开始，由于雌激素水平下降，继发甲状旁腺功能亢进，降钙素分泌不足，导致破骨细胞的骨吸收大于成骨细胞的骨形成，骨量逐渐减少，进而发生骨质疏松。越来越多的研究认为遗传因素、肠道菌群失调、氧化应激和骨髓间充质干细胞异常分化等也是PMO发生的主要机制。70岁以上女性骨质疏松的发生既有绝经因素，也有年龄因素。

绝经后女性代谢综合征（MS）的患病率是绝经前女性的3.3倍，症状类型包括腹型肥胖、易致动脉粥样硬化的血脂异常、胰岛素抵抗及血压升高等，发病机制涉及性激素水平变化、炎症因子、基因调控等众多因素。临床研究证实，

MS可使心脑血管系统疾病的发病风险显著增高，包括动脉粥样硬化（冠心病、心肌梗死、心绞痛等）、脑卒中、高血压、心律失常等，绝经被认为是女性心脑血管疾病发病率和死亡率上升的独立危险因素。

盆底功能障碍也是绝经前后女性常见的疾病。女性妊娠、分娩时发生肛提肌和筋膜组织损伤，绝经前后雌激素水平下降，盆底支持结构随年龄增长亦有退变，致使女性出现盆底功能障碍，包括尿失禁、膀胱过度活动症（OAB）、排便功能障碍和慢性盆腔疼痛综合征（CPPS）等。由于衰老、盆腔损伤引起的解剖学改变、神经血管阻断和胶原组织退化等因素，还会导致盆底生物力学强度下降，引起盆腔器官脱垂，如膀胱膨出、子宫脱垂、直肠膨出等。

围绝经期是女性抑郁症的高发时段。有数据显示，围绝经期女性出现抑郁症状的比例在15%~50%，是绝经前女性的3倍多，其中的15%~30%会发展为抑郁症。研究发现，围绝经期抑郁症状与性激素水平之间没有直接关系，但与性激素水平的波动有关。E_2的波动是绝经过渡期发生亚临床、显性抑郁发作的危险因素。绝经状态和代谢状况与局部脑活动在围绝经期存在一定关系，可增加围绝经期抑郁症的风险。

第二节　诊治流程

一、诊断标准

《绝经管理与绝经激素治疗中国指南（2018）》指出：绝经是指月经永久性停止，属回顾性临床诊断。40岁以上的女性末次月经之后12个月仍未出现月经，排除妊娠后则可临床诊断为绝经。绝经的真正含义并非指月经的有无，而是指卵巢功能的衰竭。单纯子宫切除的女性，虽然不再有月经来潮，如卵巢功能正常，则不属于绝经的范畴。

二、分期依据

《绝经管理与绝经激素治疗中国指南（2018）》指出：2011年发表的"生殖衰老研讨会分期+10"（STRAW+10）是目前公认的生殖衰老分期"金标准"（图3.1）。

进入绝经过渡期早期（−2阶段）的标志是月经周期长短不一（即月经紊乱），10次月经周期中有2次或以上发生邻近月经周期长度改变≥7d；进入绝经过渡期晚期（-1阶段）的标志是月经周期 ≥ 60d，且FSH ≥ 25U/L。

绝经后期早期的+1a阶段为最终月经（FMP）后的1年，+1a阶段结束才能诊断绝经；-2至+1a阶段为围绝经期；+1b阶段为+1a阶段后的1年；在+1a和+1b阶段，激素水平仍然波动较大；进入+1c阶段，FSH稳定升高，E_2持续维持在低水平。

+2阶段为绝经后期晚期，此阶段女性的健康问题更多体现在各种组织器官退行性改变导致的各种疾病，包括骨质疏松症、心脑血管疾病、认知功能障碍等。

STRAW+10分期系统不适用于多囊卵巢综合征、早发性卵巢功能不全（POI）、子宫内膜切除或子宫切除术后和慢性疾病及化疗等影响卵巢功能的女性，这些情况下应采用内分泌指标和窦卵泡数等支持标准确定其生殖衰老分期。

分期	-5	-4	-3b	-3a	-2	-1	+1a	+1b	+1c	+2
术语	生育期				绝经过渡期		绝经后期			
	早期	峰期	晚期		早期	晚期	早期			晚期
						围绝经期				
持续时间	可变				可变	1~3年	2年（1年+1年）		3~6年	余生
主要标准										
月经周期	可变到规律	规律	规律	月经经量周期长度轻微变化	邻近月经周期长度变异≥7d，10个月经周期内重复出现	月经周期长度≥60d				
支持标准										
内分泌										
FSH			正常	可变[a]	↑可变	↑≥25IU/L[b]	↑可变			稳定
AMH		低	低	低	低		低			极低
抑制素B		低	低	低	低		低			极低
窦卵泡数		少	少	少	少		极少			极少
描述性特征										
症状						血管舒缩症状	血管舒缩症状			泌尿生殖道萎缩症状

注：[a]在月经周期第2~5天取血检测；[b]依据目前采用的国际垂体激素标准的大致预期水平；↑表示升高；AMH表示抗米勒管激素

图3.1 生殖衰老研讨会分期+10（STRAW+10）分期系统

三、主要症状

1. 月经紊乱

围绝经期出现月经紊乱，多表现为月经周期不规则，持续时间长，经量增加，多是无排卵性月经。

2. 血管舒缩症状

最典型的症状是潮热、潮红及出汗，可伴有血压波动、眩晕、心悸、耳鸣、头部压迫感或胸部紧迫感等。

3. 精神神经症状

表现为睡眠障碍、紧张易怒、烦躁不安、敏感多疑、记忆力减退和注意力不集中等。

4. 生殖系统症状

表现为阴道干燥、性交疼痛，易患阴道炎。

5. 泌尿系统症状

易出现压力性尿失禁、膀胱过度活动症、膀胱和泌尿系统感染。

6. 皮肤、肌肉和骨关节症状

出现皮肤老化现象，如皱纹、黄褐斑等；皮肤干燥、瘙痒或感觉异常；肌肉张力降低，关节、腰背或足跟酸痛，发生绝经后骨质疏松。

7. 代谢问题

BMI随年龄增长而稳步增加，并伴随腰围和腰臀比增加；总胆固醇、低密度脂蛋白与甘油三酯水平升高，心脑血管疾病危险性提高。

8. 伴发疾病

女性生殖道肿瘤好发于围绝经期。

四、治疗原则

《绝经管理与绝经激素治疗中国指南（2018）》是目前临床治疗的主要原则。

（一）绝经健康管理策略

绝经对心脑血管、骨骼、认知会产生持续的不良影响，需对绝经女性开展全面的健康管理，包括每年健康体检、推荐合理饮食、增加社交及脑力活动、健康锻炼。结合各地饮食习惯，建议摄入全谷物纤维、足量蔬菜和水果，每周摄入2次鱼类。日常饮食中须控糖（≤50g/d）、少油（25~30g/d）、限盐（≤6g/d）、限酒

（乙醇量≤15g/d）、足量饮水（1500~1700mL/d）。生活习惯方面，应戒烟，每天规律进行有氧运动，每周累计150min，另加2~3次抗阻运动，以增加肌肉量和肌力。

（二）绝经激素治疗指导原则

绝经激素治疗（MHT）属医疗措施，启动MHT应在有适应证、无禁忌证、绝经女性本人有通过MHT改善生命质量的主观意愿的前提下尽早开始。绝经过渡期女性与老年女性使用MHT的风险和获益不同。对于年龄<60岁或绝经10年内、无禁忌证的女性，MHT用于缓解血管舒缩症状（VMS）、减缓骨质丢失和预防骨折的获益/风险比最高。MHT必须个体化，根据治疗症状需求、获益风险评估、相关检查结果、个人偏好和治疗期望等因素，选择性激素的种类、剂量、配伍、用药途径、使用时间。使用MHT的女性每年应至少接受1次全面的获益风险评估，包括绝经症状评分、新发疾病筛查、全面查体、必要的实验室检查、讨论生活方式和防控慢性疾病的策略，根据评估结果个体化调整MHT方案。MHT的具体方案包括：单孕激素补充方案、单雌激素补充方案、雌孕激素序贯方案、雌孕激素连续联合方案、替勃龙和阴道局部雌激素应用。

（三）绝经相关症状的治疗策略

对于无禁忌证的女性，雌激素是治疗血管舒缩症状（VMS）最有效的措施，同时可改善睡眠障碍、情绪不稳定等绝经相关症状，提高绝经女性健康相关的生命质量。对于有MHT禁忌证和对MHT有顾虑不愿意使用者，可采用选择性5-羟色胺（5-HT）再摄取抑制剂、选择性5-HT和NE双重再摄取抑制剂、降压药、中成药、生物同质激素、植物雌激素和针灸等。雌激素对绝经生殖泌尿综合征（GSM）的治疗最有效。

第四章

针灸治疗围绝经期综合征的临床经验与验案评析

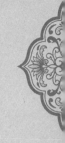

第一节 古代经验(《黄帝内经》时期—清末)

一、古代经验总结

根据《中西医病名对照大辞典》,"围绝经期综合征"无对应中医病名,其症状散见于"经断复来""年老血崩""不寐""脏躁"和"百合病"等病名中。

但由于围绝经期综合征相关症状较多,且部分古代文献难以明确判断年龄限制,故本章以其最主要的症状"月经紊乱"为切入点,从爱如生中国基本古籍库中检索出古代针灸治疗围绝经期综合征及相关要症的古籍文献60部,涉及条文709条,从中分析针灸治疗围绝经期综合征的古代经验。

1.针灸治疗围绝经期综合征的处方最早见于晋代《针灸甲乙经》,明代相关文献数量达到巅峰。

2.使用频次最高的腧穴为中极,其次为气海、血海、太冲、蠡沟、阴谷、阴交、关元、天枢、带脉、行间、三阴交、大敦、气冲和石门。

3.使用频次最高的经脉为任脉,其次为肝经、肾经、脾经和膀胱经。

4.下肢部取穴频次最高,其次为腹部。

5.单穴处方最多,占81.5%。

6.多穴处方中,腧穴配伍组合出现最多的为肾俞+中极、肾俞+三阴交+中极、气海+三阴交+中极。

7.操作方法中,针刺结合艾灸最多,其次为单纯艾灸和单纯针刺。除艾灸刺激量外,大部分文献对补泻方法、针刺角度、针刺深度和留针时间等参数未有明确描述。艾灸刺激量多为1至10壮，占75.4%。

二、古代经验与数据挖掘

1.历代古籍收录围绝经期综合征针灸处方数量统计

709条文献中，针灸治疗围绝经期综合征的处方最早见于晋代《针灸甲乙经》。明代相关文献数量到达顶峰，明清文献共计455条，占全部文献的64.2%（如图4-1）。

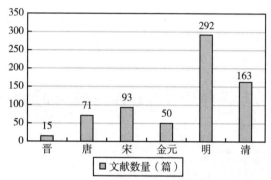

图4-1　历代古籍收录围绝经期综合征针灸处方数量统计

2.腧穴应用频次统计

709条文献中，涉及针灸腧穴84个，其中使用频次排前15位的腧穴包括：中极（66次）、气海（51次）、血海（45次）、太冲（37次）、蠡沟（34次）、阴谷（31次）、阴交（29次）、关元（28次）、天枢（28次）、带脉（26次）、行间（24次）、三阴交（23次）、大敦（21次）、气冲（21次）和石门（21次），排前15位的腧穴占腧穴使用总频次的56.1%（如图4-2）。

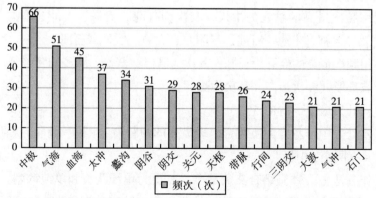

图4-2　历代古籍收录围绝经期综合征针灸腧穴应用频次统计（前15位）

3. 腧穴归经和部位频次统计

709条文献中，腧穴归经排前5位的经脉为：任脉（211次）、肝经（152次）、肾经（143次）、脾经（108次）和膀胱经（69次）（如图4-3）。下肢部取穴频次最高，为411次，占47.6%；其次为腹部，取穴345次，占40.0%（如图4-4）。

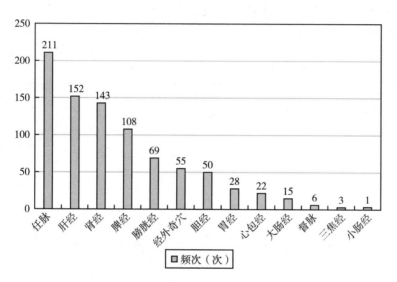

图4-3　历代古籍收录围绝经期综合征针灸腧穴归经频次统计

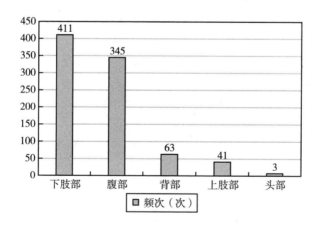

图4-4　历代古籍收录围绝经期综合征针灸腧穴部位频次统计

4. 腧穴配伍统计分析

709条针灸处方中，单穴处方587条，占81.5%；双穴处方41条，多穴处方81条（如图4-5）。网络节点图可反映属性间的关联程度，连接线粗细程度表示连接强度。图4-6可见，腧穴配伍中，中极和三阴交、中极和肾俞、中极和气海、三阴交和气海、三阴交和太冲关联度较高。结合表4-1的Apriori模型关联分析发现，"肾俞+中极"配伍占15.9%；"肾俞+三阴交"配伍有9例，占10.2%，这9例100%配伍中极，"肾俞+三阴交+中极"配伍占10.2%；"气海+三阴交"配伍有10例，占11.4%，这10例中80%配伍中极，"气海+三阴交+中极"配伍占9.1%。即122条双穴和多穴处方中，排前3位的腧穴配伍组合为：肾俞+中极、肾俞+三阴交+中极、气海+三阴交+中极。

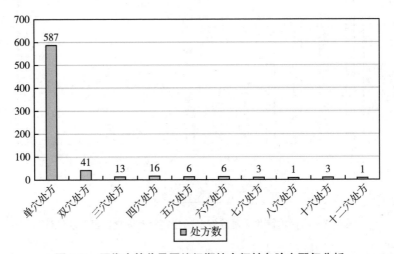

图4-5　历代古籍收录围绝经期综合征针灸腧穴配伍分析

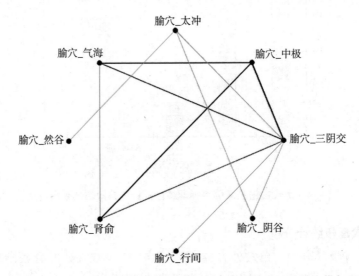

图4-6　历代古籍收录围绝经期综合征针灸处方腧穴配伍网络节点图

表4-1　历代古籍收录围绝经期综合征针灸处方腧穴配伍Apriori模型关联分析

后项	前项	实例	支持度百分比	置信度百分比	规则支持度百分比
中极	肾俞	14	15.91	100	15.91
中极	肾俞+三阴交	9	10.23	100	10.23
中极	气海+三阴交	10	11.36	80	9.09

5.刺灸法应用频次统计

709条针灸处方中，488条列出了具体操作方法，其中单纯针刺68条，单纯艾灸149条，刺络放血3条，针刺+艾灸268条（占54.9%）（见图4-7）。390条提及艾灸刺激量，其中灸1至10壮294条（占75.4%），灸11至50壮38条，灸百壮57条，最高灸至700壮。75条列出补泻方法（占10.6%），20条列出针刺角度（占2.8%），291条列出针刺深度（占41.0%），112条列出留针时间（占15.8%）。

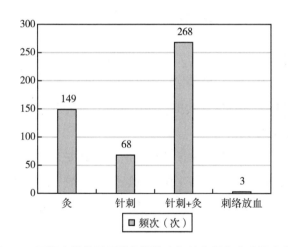

图4-7　历代古籍收录围绝经期综合征针灸操作方法频次分析

第二节　现代名家经验

从文献可见，围绝经期综合征的现代针灸治疗多辨病与辨证相结合，常针药并用，重视安脾胃和调神。在腧穴选用方面，任、督脉经穴和五脏背俞穴出现频率较高，配穴多使用五输穴、交会穴，亦有采用流注八穴、经验效穴、董氏奇穴和十三鬼穴等。注重多种针灸方法的结合，如艾灸、刺络放血、电针、耳穴、拔罐、火针、穴位注射、头皮针、穴位埋线、撳针、腕踝针、腹针、穴位贴敷、舌针、脐针等。强调针刺手法和得气效应，文献可见烧山火、通元针法、"飞针"进针法、杜氏热补针法、阴阳调衡透刺针法、背俞穴斜透刺法、通督调神加透穴针法、百会围刺法等。除围绝经期综合征主要症状外，亦有针对绝经期失眠、绝经期抑郁症、绝经期水肿、绝经期高血压、绝经期久咳、绝经期腰痛、绝经期泄泻、绝经期崩漏、绝经期干眼症、绝经期慢性荨麻疹、绝经期耳鸣和绝经期压力性尿失禁等特定病症的针灸治疗文献。

一、中医指南中围绝经期综合征的针灸治疗方法

摘自2015年《中医临床诊疗指南释义·妇科疾病分册》，针灸治疗方法如下：取穴太溪、太冲、关元、神门、三阴交、心俞、肾俞、肝俞等；补泻手法取平补平泻。

二、杜晓山治疗围绝经期综合征经验

（一）经验要点

本病虽肾虚为本，但可先安脾胃。以足三里、中脘、关元为主穴，运用"烧山火"，行杜氏热补针法。不拘泥操作方法，"气至"是关键。

（二）思路和操作方法

杜晓山认为，若能在疾病未累及脾胃之前，先安未病之地，不仅脾胃可免肾气衰弱之累，且脾胃健运，则化源不竭，气血充盈，冲任得养，其他脏腑灌溉不乏，可代偿其先天不足，同时也可使已衰之肾气得后天之养，有望减慢衰势，缓冲脏腑、阴阳之失调。临床以补脾益肾、调理脏腑、平衡阴阳为总则。

治疗本病必须抓住肾虚之根本所在，调理脾胃也十分关键，常以足三里、中脘、关元为主穴，配合热补针法"烧山火"的运用，再随症选取神门、内关、太溪等配穴。杜老认为得气是"烧山火"成败的前提，守气是"烧山火"成败的关键。主张"气至而有效"，促使针感沿经络传至病所是提高疗效的重要手段，操作时需反复重插轻提但不规定提插次数和针刺深度。应用"烧山火"手法由浅层刺向深层时可不分天、人、地三层，施行手法以产生热感为度，关键是始终保持针下沉紧感。

（三）医案验案

马某，女，48岁。

主诉：月经不调1年余。

近来月经先后不定期，伴全身不适、头晕心烦、纳差等症状。经某医院诊断为围绝经期综合征，曾服中西医药物未见明显改善。刻诊：患者月经来潮先后无定期，情绪烦躁易怒，多梦，动则面赤自汗；肢体畏寒喜暖，头晕心烦，纳差，大便时溏时秘，夜尿频；舌质淡，苔薄腻。

辨证：心肾不交，肝郁气滞，脾胃阳虚。

取穴及治疗：主穴为中脘、关元；配穴第1组为神门、内关、足三里、太溪，第2组为风池、印堂、合谷、三阴交、行间。两组配穴交替使用，行平补平泻。

中脘、关元施杜氏热补针法。在进针得气基础上，将针插入腧穴1~2分，行重插轻提手法多次，然后用拇指向前，食指向后，单向捻转多次，需紧握针柄，毋令气散，使得气感增强或有温热感，一次不效可重复数次。出针时以拇指反方向单向捻转12圈，并轻提插12次，防止滞针，然后退出皮下，速闭其孔。每周治疗3次，10次为1个疗程。

1个疗程后，诸症均有改善，但仍有畏寒、夜梦。继续治疗1个疗程，基本痊愈。1年后随访，月事已停半年，诸症未见复发。

按：本例患者系天癸将竭，诸症由心肾不交，肝郁气滞，脾胃阳虚所致，故治疗以交通心肾、疏肝理气、健运脾胃为主。中脘、关元施热补针法，温补脾肾之阳；足三里为胃经合穴，可健脾益气；太溪为肾经原穴，可滋肾益气；风池、印堂、神门、内关宁心安神；三阴交为足三阴经交会穴，可疏调肝、脾、肾三经气血；合谷、行间相配，以清肝热、调腑气。诸穴合用，配合运用针刺手法，达益肾、疏肝、健脾之效。

三、赖新生治疗围绝经期综合征经验

（一）经验要点

针药结合，调补五脏。以"通元针法"为主要治疗方法，通督与引气归原是其核心，重视任、督脉和五脏背俞穴，以五输穴为主要配穴，结合耳穴、拔罐、穴位注射等多种治疗方法。

（二）思路和操作方法

赖新生认为本病不宜着重于单一脏腑，应着其根本，针药结合，调补五脏。针灸以"通元针法"为主，通督调神，引气归原。运用中药时应清热不宜过于苦寒，祛寒不宜过于温燥，更不可妄用攻伐。

"通元针法"注重任督二脉，通督法与引气归原法是其核心。五脏的背俞穴、百会、印堂等穴合用而通督调神，加上腹部中脘、关元、气海、天枢、归来等穴引气归原，另以五输穴为配穴，共同调畅输布周身经气，平调阴阳。

（三）医案验案

肖某，女，49岁。

患者月经不调2年，经水量多，色鲜红，有血块，无痛经，行经时腰酸，神疲。伴失眠数年，偶自觉咽中有痰，自汗。3个月前感冒至今仍胸闷气喘，疲乏，劳则加剧，畏寒。舌淡胖，苔薄黄，脉细滑。

辨证：肝肾亏虚，心肺燥热。

中药处方：玉竹15g，沙参12g，炒酸枣仁30g，夜交藤30g，牡丹皮12g，防风10g，白术10g，黄芪15g，太子参12g，前胡10g，百部12g，杏仁10g，桔梗15g，甘草6g。每日1剂，水煎服，分2次服用，共7剂。

取穴及治疗：通督法，取印堂、百会、肾俞、肝俞、脾俞、心俞、肺俞；引气归原法，取气海、关元、天枢、归来；手三针，取后溪、中渚、间谷（间谷即三间、合谷）；三泉，即涌泉、曲泉、水泉。耳穴取内分泌、肺、神门、肾、心。配合红外线治疗、穴位注射及背部火罐治疗。

二诊，诸症改善，有睡意，睡至早上5点后会醒，心口闷。上方加远志10g、淡豆豉10g，共7剂。针灸治疗同前。

三诊，失眠已改善，睡眠可持续3~4小时，少则2小时，易咳嗽，咽部不适，舌尖红，脉沉无力，尺弱。处方：炒酸枣仁30g，百合30g，五味子6g，淡豆豉10g，夏枯草12g，玄参6g，珍珠母24g（先煎），川黄连10g，阿胶10g（另炖），牡丹皮10g，知母15g，川芎10g，茯苓15g，甘草6g，生地黄12g。每日1剂，水煎服，共7剂。针灸治疗同前。

四诊，患者诉其腰痛。睡眠可持续4小时，深睡期延长，凌晨3点之后仍易醒，无其他不适。脉浮，中取无力，重按方应指。上方去玄参、黄连、茯苓、生地黄，加枸杞子、桑椹各15g，怀山药10g。共7剂，每日1剂，小煎服。针灸治疗同前。

五诊，诸症改善，可睡5小时且能深度睡眠。下肢冰冷，咽部不适，舌尖红，脉沉，弦细。前方加合欢花12g。共7剂，每日1剂，水煎服。针灸治疗同前。

六诊，睡眠明显改善，月经量少，后背汗多，胃痞不适，舌淡，脉沉弦，尺弱。处方：炒酸枣仁30g，百合30g，五味子6g，远志10g，夏枯草12g，白芍15g，淡豆豉10g，柴胡10g，桑椹15g，肉苁蓉15g，女贞子15g，川黄连10g，阿胶12g（另炖），珍珠母24g（先煎），炙甘草6g。每日1剂，水煎服，共15剂。

七诊，上方服后寐佳，吃凉或寒性食物易腹泻，舌脉如前。前方去阿胶，加白术10g，怀山药10g。共15剂，每日1剂，水煎服。

八诊，咽干不适，胸闷，舌淡脉细。处方：五味子6g，桔梗12g，百合30g，酸枣仁30g，合欢皮12g，珍珠母24g（先煎），远志10g，夏枯草12g，白芍15g，桑椹15g，川黄连10g，煅龙骨30g，煅牡蛎30g，龙眼肉12g，牡丹皮12g，知母15g，甘草6g。共7剂，每日1剂，水煎服。针灸治疗同前。

九诊，本次月经正常，量如青年时，无痛经。现患者较前面色红润，睡眠改善，舌淡边尖红，脉沉弦细，结代无力。前方加柏子仁12g。共15剂，每日1剂，水煎服。针灸治疗同前。

十诊，手足热，口干咽燥，自诉有不安及强迫行为，舌尖红，脉结代。处方：女贞子15g，白术6g，南沙参15g，百合30g，天花粉12g，生白芍10g，珍珠母24g（先煎），川芎6g，桔梗10g，炒枣仁25g，五味子6g，龙眼肉15g，党参15g，远志10g，木香6g，炙甘草6g。共15剂，每日1剂，水煎服。另予中成药归脾丸2瓶，常规口服。针灸治疗同前。

十一诊，易在凌晨3点~4点醒来，干咳，梦多，舌尖红，脉沉弦细。处方：珍珠母24g（先煎），龙骨30g，牡蛎30g，南沙参15g，百合30g，生地黄12g，石斛12g，牡丹皮12g，夏枯草12g，山茱萸12g，龙眼肉12g，炒枣仁30g，夜交藤30g，合欢皮12g，川黄连10g，黄柏10g，甘草6g。共15剂，每日1剂，水煎服。中成药百乐眠2瓶，常规口服。针灸治疗同前。

十二诊，睡眠改善，舌尖红已退，脉略弦数。上方去龙眼肉，加远志10g、玄参10g。共15剂，每日1剂，水煎服。另予中成药归脾丸2瓶，常规口服。针灸治疗同前。

十三诊，原有月经过多，睡眠已改善，胸口闷，脉沉弦细。处方：柴胡10g，白芍15g，当归6g，茯苓15g，白术10g，薄荷4.5g（后下），玉竹12g，素馨花10g，南沙参15g，百合30g，五味子6g，甘草6g，炒枣仁30g。共15剂，每日1剂，水煎服。另予中成药归脾丸2瓶，常规口服。针灸治疗同前。

十四诊，胸闷，足心热，舌淡红，脉沉弦细。处方：柴胡10g，当归10g，茯苓12g，白术10g，薄荷4.5g（后下），怀山药10g，桑寄生12g，续断15g，牡丹皮10g，炒酸枣仁30g，夜交藤30g，百合30g，瓜蒌皮30g，法半夏10g，紫苏6g，厚朴10g，甘草6g。共15剂，每日1剂，水煎服。针灸治疗同前。

十五诊，胸口闷改善，仍有潮热烦躁，腹泻。舌淡苔白，脉沉细。处方：百合30g，瓜蒌仁15g，柴胡10g，炒酸枣仁30g，合欢皮12g，素馨花12g，荷叶15g，女贞子12g，墨旱莲12g，怀山药10g，白术10g，麦芽30g，白扁豆15g，生薏苡仁15g，甘草6g。共15剂，每日1剂，水煎服。针灸治疗同前。

十六诊，以往5个月未有月经过多，诸症皆较前缓解，睡眠浅，舌尖红，质紫暗，脉弦细。处方：白术10g，党参12g，黄芪15g，龙眼肉10g，远志10g，柴胡10g，木香10g，牡丹皮10g，川黄连10g，淡豆豉10g，珍珠母24g（先煎），煅龙骨30g，煅牡蛎30g，生地黄12g，甘草6g，墨旱莲12g，女贞子20g。共15剂，每日1剂，水煎服。针灸取穴：引气归元法组穴（见前）、三泉（见前）、前顶、百会、后顶、内关、神门、三阴交、照海。

患者现仍坚持针药治疗，诸症皆有改善。

按：本例患者肝肾亏耗，心肾不交，故见不寐；肝气郁滞，津液输布失司，痰气互结，故见梅核气、自汗等；肝肾亏虚，冲任失调，故见月经过多。久病耗气，气阴两虚，虚火上炎，心肺燥热，故后见胸中闷，舌淡胖，苔薄黄，脉细滑等。本例先解外而后安五脏，滋阴降火，平调阴阳。中药以玉屏风散加减，先调肺气，配以玉竹、南沙参养肺胃之阴，太子参益气健脾、生津润肺，前胡、百部、杏仁、桔梗宣降气机、祛痰止咳，酸枣仁补益肝肾，牡丹皮凉血清热。针灸以"通元针法"为主，循背部拔火罐以祛外邪。百会、印堂通督调神，以阳气引领阴气；气海、关元属任脉，气海为先天之气聚会之处，肓之原穴，关元为脐下肾间动气；天枢为升清降浊之枢纽，主宰气机沟通，使气血周旋全身；膻中为四海之气海。以上诸穴合用，任督同调，阴阳互根，腹背相配，引气归原。以五输穴为主要配穴，本例中取肝经合穴曲泉、肾经井穴涌泉、肾经郄穴水泉、心经原穴神门，以滋肾理气，疏肝宁心。

二诊，加以远志、淡豆豉养心除烦。三诊，以自拟五脏安和方加减，方中以百合、五味子、阿胶入肾水，补肾宁心；酸枣仁、珍珠母、夏枯草、川芎入肝木，清肝平肝养肝；玄参、知母、生地入肺金，清热生津；黄连、牡丹皮、淡豆豉入心火，清热凉血除烦；茯苓、甘草入脾土，健脾益气。四诊至十三诊，患者诸症渐现，皆以五脏安和方为加减，其中选用枸杞子、桑寄生、怀山药补益肝肾，合欢皮疏肝理气，白术、茯苓健脾燥湿，石斛养阴清热。二至丸滋补肝肾，柏子仁配龙眼肉养心安神、引血归心以固冲任。十三诊、十四诊患者胸闷难舒，以逍遥丸加减，疏肝养血，瓜蒌配法半夏、厚朴理气化痰以解郁，桑寄生配续断补益肝肾以滋先天，百合、怀山药配夜交藤补肾安神以定志。十五诊、十六诊，继以五脏安和方为加减。在诊治过程中始终配以"通元针法"，通督养神，引气归原，平调阴阳，以使五脏得安。

四、孟杰治疗围绝经期综合征经验

（一）经验要点

治神为本，多取督脉穴，头皮针与体针相结合，采用特殊手法，重视得气。

（二）思路和操作方法

主穴选取内关、水沟、三阴交，配穴选取百会、朱氏头皮针额顶带后1/4、上星、印堂、头临泣、太阳、太溪、太冲、合谷。先取内关，沿桡骨边缘直刺0.5~1寸，行提插泻法，以同侧拇指抽动为度；再取水沟，向鼻中隔方向斜刺0.3~0.5寸，旋转针柄360°行滞针法，再行重雀啄法至眼球湿润或流泪为度；后取三阴交，沿胫骨内侧缘与皮肤成45°斜刺，进针1~1.5寸，行提插补法，使同侧踝关节抽动3次为度。百会向后平刺1~1.2寸，行平补平泻；朱氏头皮针额顶带后1/4向后平刺3~5根针，均刺1~1.2寸，行平补平泻；3寸毫针由上星刺入，沿皮至百会后，行90°捻转，120~160次/min，行针1min。印堂向下沿皮平刺达鼻根部，以有酸胀感或至流泪为度；头临泣向后平刺1~1.2寸，行平补平泻；太阳直刺约0.8~1寸，针感向同侧眼内或眼上放射为佳。太溪向昆仑方向透刺，针感传到足底部；太冲向足底涌泉方向透刺，使针感向足底放射；合谷直刺行提插手法，以食指抽动为度。

（三）医案验案

刘某，女，50岁。

主诉：头晕、失眠反复发作半年。

患者诉近半年来反复头晕、失眠，头晕昏蒙，浅睡易惊。伴心烦、心悸，多疑、时有恐惧感，喜倦卧。面色潮红，盗汗，纳差，无恶心、呕吐，大小便正常。停经两年，未正规治疗。既往无高血压、糖尿病史。体格检查：神志清楚，自动体位，心肺功能正常，无明显阳性体征。舌红少苔，脉细数。结合女性绝经期自测表（kupperman 评分量表）的评估得分，患者处于中度绝经期症状。

辨证：肝肾阴虚，心肾不交。

取穴及治疗：运用孟氏针刺法治疗，主穴包括内关、水沟、三阴交，配穴为上星、印堂、朱氏头皮针额顶带后1/4、太阳、头临泣、合谷、太冲，隔日治疗1次，10次为1个疗程。

1个疗程后，患者头晕、失眠症状明显好转，偶有心悸，少有心烦，潮热盗汗明显减轻，饮食明显改善。

按：孟氏针刺法以治神为本，内关为八脉交会穴之一，通于阴维脉，属于厥阴心包经之络穴，可养心安神、疏通气血。水沟为督脉要穴，可醒脑开窍、安定心神；三阴交为足三阴经交会穴，补肾滋阴，调节全身血脉。配以上星、印堂、朱氏头皮针额顶带后1/4以振奋阳气，醒脑开窍，疏通经络。太阳、头临泣疏泄肝胆，调神醒神；合谷、太冲调理肠胃、宁心安神。诸穴相配，醒神、调神，最终达到治神，使患者神有所归。患者以肝肾阴虚为本，一者心火偏亢，心肾不交，一者肝气不舒，肝阳上亢，均导致火扰神明，神失所安而致失眠。本例取穴，滋肝肾之阴以治本，清火调神以治标，故取得较好疗效。

五、田丽颖治疗围绝经期综合征经验

（一）经验要点

针药并施，注重调神。重视任脉和肾经穴，治围绝经期皮肤瘙痒从养心血入手，配合艾灸八髎穴振奋阳气。

（二）思路和操作方法

田丽颖用针灸通调经络，调达气机。以任脉中极、关元相配，振奋阳气；关元益肾调经，配肾俞、气海治疗肾虚尿频；气海升阳补气，配膻中、太渊、神阙治疗气短。常取气海、三阴交对穴以补气养阴，改善睡眠。田丽颖认为气血随神，临床治疗本病时应注重调神，以调畅情志。第一，多用百会、四神聪以升阳调神，素日畏寒怕冷者，可在得气后予2cm高的艾炷置于针柄，灸10min。第二，多取合谷、太冲开四关，以泻肝火、行气血。田丽颖注重针刺结合艾灸，常配合艾灸八髎穴，针刺后将1根艾条等分4段放于艾盒中，置于八髎穴上，施灸30min。八髎位于腰骶部，处于人体背面中央，是沟通人体上下气血的枢纽，此组穴位又属人体阳气最充足的足太阳膀胱经，故针灸八髎穴可促进人体阳气生发。

以汤药固护其内，祛邪扶正，选方用药特点如下。①讲究药物归经与四气五味。如肾阴虚兼见心烦失眠、咽喉燥痒者，常用百合。本药入肺、胃经，可清养肺胃，又入心、肺经，可养阴清热安神。肾阴虚者兼见腰酸、口干者，常用石斛；肾阳虚兼健忘，常用淫羊藿；肾阳虚兼尿频、泄泻或视力下降者，常用菟丝子。症见尿频，或以汗多为主诉，或绝经后有盆腔积液者，多选用北五味子；症见喜怒无常、焦躁、郁郁寡欢，多选栀子、淡竹叶；失眠多选用酸枣仁、柏子仁。②善用单药、对药和角药。单药中，肉苁蓉一味治本病兼大便难。薏苡仁一味除下焦水湿，治下肢浮肿、小便不利，兼见舌苔胖大。补骨脂一味温命门，治畏寒怕冷，甚至夏日不得解。杜仲一味除腰痛，治本病兼见腰痛。阿胶一味以滋血活血，治以往月经量多的绝经后患者。对药中，如阳气衰微，脾肾阳虚，常用附子3g、干姜9g；肺胃肾阴虚，常用麦冬、天冬各10g；肾阴阳两虚，阴虚较重且肾不纳气者，常用肉桂6g、知母12g。角药由三味药组成，如本病兼失眠严重者常用茯神、夜交藤、合欢花以宁心安神；兼胸中烦闷、喜怒无常、肝气不舒，常用柴胡、薄荷、菊花以清肝解郁；兼皮肤瘙痒，用荆芥、防风、白蒺藜祛血中之风以止痒；兼心悸气短，神疲体倦，头晕头痛，用当归、鸡血藤、蔓荆子以养血和血，清利头目。③妙定药量。遵循古人"奇数为阳，偶数为阴"的规律，阴虚患者药量多用6g、8g、12g、20g，阳虚患者常用3g、9g、15g、30g。

（三）医案验案

张某，女，51岁，2018年3月13日初诊。

主诉：自汗、心烦失眠3月余。

患者近3个月常自觉烘热汗出，动辄尤甚，不易入睡，睡后易醒，喜怒无常，腰酸乏力，皮肤莫名瘙痒。纳可，舌红、苔少，脉数。月经史：5~6/25~30天，量少，色鲜红，伴手足心热。末次月经：2017年12月16日，持续3日，量中，色深红，少许血块，月经第1日小腹隐痛，余同前。B超：子宫前位，宫体大小约50cm×44cm×37cm，子宫内膜厚约3mm，盆腔少量积液。

辨证：肾阴虚。

取穴及治疗：中极、气海、关元、阴交、三阴交、足三里、血海、太溪、涌泉、百虫窝、百会、四神聪、八髎。针刺得气后，足三里、三阴交、血海行捻转补法，百虫窝行捻转泻法，余穴平补平泻，留针30min；然后取俯卧位针刺心俞、八髎，将内置燃烧艾条的艾灸盒置于八髎上，留针30min。每日治疗1次。

中药处方：黄芪12g，天冬12g，麦冬12g，知母12g，山茱萸12g，合欢花18g，夜交藤18g，黄芩15g，炒酸枣仁15g，浮小麦15g，五味子15g，桔梗6g。每日1剂，水煎，早晚分服，共15剂。

二诊：述皮肤瘙痒感较前好转，烘热汗出症状出现次数较前减少，睡眠时间延长，但夜梦多。舌红、苔白，脉细数。末次月经：2018年1月16日。取穴以一诊穴位加照海、命门、志室、长强，余治疗同前。隔日治疗1次，共治疗10次。中药处方以前方去黄芪，加人参10g、夜交藤12g，共7剂，服用法同前。

三诊：诉近1周无皮肤瘙痒感，偶有面部烘热，汗出较前明显减少。睡眠时间较前延长，夜梦减少，纳可，二便调。舌淡红，苔白，脉细数。治疗方案同二诊。

3个月后随访，症状基本消失，嘱其加强户外锻炼，调畅情志。

按：患者素体阴虚，阴不维阳，故烘热汗多，予山茱萸，五味子、黄芪补气固表止汗，与知母合用可滋阴降火，清退虚热；浮小麦甘凉入心，可益心气、养心阴以止汗，与知母合同可治阴虚发热；酸枣仁、合欢花、夜交藤宁心安神，以助睡眠，酸枣仁与五味子、黄芪、山茱萸合用可固表止汗。桔梗在本方中载药上行，以清透头面烘热。患者肾阴不足，太溪、涌泉可滋养肾阴，涌泉又可引虚火下行；阴血亏虚不能濡养肌肤，故皮肤瘙痒，《素问·至真要大论》篇曰："诸痛痒疮，皆属于心。"治疗皮肤瘙痒从心入手。针刺取百虫窝治疗皮肤瘙痒之表，三阴交、足三里健脾养血，配血海可养心血兼活络，治疗皮肤瘙痒之本；中极、气海、关元、阴交均属任脉，可益肾调气，活血化瘀，调节盆腔内环境，配八髎振奋阳气；百会、四神聪调神益气。针药合用，事半功倍。

六、张家维治疗围绝经期综合征经验

（一）经验要点

善用飞针，配合背俞穴埋线，重视针药结合和岭南道地药材的施用。若患者病程较长，首选长效方法——穴位埋线，埋线以任脉和背俞穴为主。考虑埋线效应需一定时间累积，故首次埋线配合中药。

（二）思路和操作方法

张家维认为本病当以补脾益肾、调理脏腑、平衡阴阳为总则。其针灸特点如下。①擅用飞针，张家维总结"张氏飞针手法"，特点是"稳""准""轻""快"。"稳"指稳定心神、呼吸、体位、持针4个方面。进针前医者与患者均要稳定心理状态与情绪变化，均匀呼吸节律；进针时医者要全神贯注，令志在针，意守针尖，同时要随时注意病人的神情变化，并嘱患者仔细体察针下感觉，医者持针的手要稳，将指力集中在针锋。"准"指刺穴要准，刺中穴位才易得气，从而收到佳效。"轻"指手法轻柔，施术时患者易精神紧张、惧怕针刺，因此手法要轻巧娴熟。手法虽轻，但轻而不浮，柔而有力，刺入顺利，痛觉轻微。"快"指进出针快。针刺速度快可以最大程度地减轻进针疼痛，对减少患者恐惧、促使患者坚持治疗极其重要。②背俞埋线，穴位埋线应具有少而精的特点，每次选穴以6~8个为宜。在背俞穴中，重点选用五脏背俞穴，适当配合任督脉穴位埋线。埋线前常用特定电磁波烤灯（TDP灯）照射15min，以温经通络，继而拔罐，留罐约5min，再进行埋线。③针药结合，先针后灸，针药并用，主张因人、因病、因时制宜。在岭南地区，气候炎热潮湿，45岁以上女性不宜用温肾壮阳、过分重镇潜阳及活血通利之品，而应保存已不足之阴液，以滋阴养血敛阳为主。临床用药不可过温、过燥、过补及过分通利，治疗应循阴中求阳、阳中求阴之原则，滋阴勿寒凉，温阳忌刚燥。肝气郁结，则多用大剂量鸡血藤养血活血通络，或酌情选用丹参，后期总以补脾胃、调肝肾善后。张家维临床常用方药，如肝肾阴虚以二至丸为基础加减，脾肾阳虚以归脾汤加减。另外，还重视岭南道地药材的施用。如本病兼潮热盗汗甚者，常用十大功劳退潮热、益肝肾；颈肩背痛者，常用半枫荷舒筋活血、通络止痛；失眠者，常用合欢花、夜交藤解郁安神。另外，本病为典型的身心疾病，故治疗上还应注重心理疏导。

（三）医案验案

许某，女，49岁。

主诉：夜间胸闷心悸1年余。

患者自觉烘热汗出，神疲乏力，腰膝酸楚，烦躁，睡眠差，纳少，大便时溏，小便尚调，形体肥胖，舌淡胖、苔白腻，脉沉细。月经已停1年。常规心电图检查无异常。无高血压、心脏病史。曾在某医院诊断为围绝经期综合征，予妇复春口服液治疗，效果不明显。辅助检查：胸片心肺未见异常。B超：子宫肌瘤。内分泌检查：雌二醇<5pg/mL，卵泡刺激素74.73mIU/mL，促黄体生成素74.93mIU/mL。

辨证：脾虚湿阻，心肾不交。

取穴及治疗：取心俞、脾俞、肾俞、三阴交、中脘、关元等穴行穴位埋线法。每次治疗除中脘、关元穴必选外，余穴左右交替使用，每2周治疗1次。

中药处方：炒白术15g，党参15g，茯苓15g，怀山药10g，泽泻10g，山茱萸10g，丹参10g，夜交藤30g，合欢花15g，十大功劳15g，薏苡仁30g，甘草5g。共7剂，每日1剂，水煎服，分3次顿服。

埋线1次、服药3剂后，患者睡眠、情绪好转，心慌、烘热、汗出等症状减轻，但仍时感胸闷气短，四肢酸楚。纳少，舌淡、苔白，脉细缓。原方去泽泻加石菖蒲10g、杜仲10g、半枫荷10g，共7剂。再服7剂后，诸症减轻，饮食可，二便调。继续予穴位埋线，巩固疗效。共埋线6次，诸症渐除。随访半年，患者上述症状未见再发，精神状况良好。

按：本例患者为脾虚湿阻，心肾不交，虚实夹杂，虚在脾肾，治以补益脾肾，兼调肝木，并化湿浊。因患者正处七七之年，病程较长，病情复杂，症状繁多，又有子宫肌瘤史，在治疗方法的选择上应考虑安全、长效的方法，因此首先选择穴位埋线疗法，利用羊肠线对穴位的持续刺激作用以达到长期治疗的目的。以任脉的关元、中脘为主穴，可温阳化湿，有补脾益肾、调理脏腑阴阳之功；以三阴交交通肝脾肾三经；背俞穴中取肾俞、脾俞、心俞以补益脾肾、宁心安神。诸穴合用，标本兼治。同时考虑埋线过程需要一定的时间积累效应，在第1次埋线期间，予中药补肾宁心、健脾泻湿浊。以参苓白术散去白扁豆、砂仁、莲子，加泽泻、山茱萸、夜交藤、合欢花、十大功劳，以健脾化湿；泽泻化湿泻浊，山茱萸补肾益精，夜交藤、合欢花宁心安神，十大功劳益肝肾、退潮热。全方补泻同施，共奏良效。

七、李灵芝治疗围绝经期综合征经验

（一）经验要点

针药结合，以滋补肾阴、温肾扶阳为要，重视灸法。

（二）思路和操作方法

李灵芝认为本病当从肾论治，治法以滋补肾阴、温肾扶阳为要，从肾、肝、脾及冲、任、督脉入手，自拟更年复健汤与针灸结合治疗。

针灸以关元、命门、三阴交、阴陵泉、太冲、太溪为主穴。关元、命门、太溪用补法，命门用泻法，三阴交、阴陵泉、太冲平补平泻。阴虚证，潮热盗汗先泻合谷，后补复溜；五心烦热泻合谷、涌泉，失眠多梦补神门、魂门；头目晕眩、烦躁易怒之肝阳上亢，以隔肉桂粉饼灸足三里、涌泉。阳虚证，气短乏力灸足三里、关元、神阙；形寒肢冷、四肢厥逆灸命门、肾俞、至阳。阴阳两虚则补太溪、命门、百会、膏肓，可用灸法。

更年复健汤主方为生牡蛎30g、生龙骨30g、浮小麦30g、当归15g、酸枣仁15g、白芍15g、香附15g、合欢皮15g、首乌藤15g、柴胡8g、百合30g、淡豆豉10g、五味子10g、生姜3g、大枣5g、甘草6g。阴虚证，五心烦热、潮热盗汗加炒栀子、莲子各10g；阴虚阳亢，烦躁易怒、眩晕加天麻、钩藤各15g；阳虚证，气短乏力加生黄芪、党参各15g，形寒肢冷、四肢厥逆加小茴香10g、干姜8g。经期延长，加黄芪炭、海螵蛸各15g。

（三）医案验案

梁某，女，51岁。

主诉：绝经1年余，近2个月出现潮热汗出。

患者五心烦热，自感症状逐渐加重，现已影响正常的工作及生活。刻诊：头晕头痛，气短乏力，腰膝酸软、活动后痛甚，纳可，寐欠安，小便调，大便干、日一行，舌红少苔，脉细数。妇科彩超：子宫前位，大小37mm×26mm×35mm，内膜厚3.8mm，余无明显异常。性激素：卵泡刺激素45mIU/mL，促黄体生成素33mIU/mL，雌二醇27pg/mL，睾酮0.39ng/mL，孕酮0.60ng/mL，催乳素260mIU/mL。

辨证：肾阴虚证。

更年复健汤加减：生牡蛎30g，生龙骨30g，浮小麦30g，甘草6g，白芍15g，香附15g，当归15g，酸枣仁15g，合欢皮15g，首乌藤15g，柴胡8g，百合30g，黄芪15g，党参15g，淡豆豉10g，五味子10g，天麻15g，钩藤15g，生姜3g，大枣5g。每日1剂，水煎服，共7剂。

取穴及治疗：取关元、命门、太溪、三阴交、阴陵泉、太冲为主穴；配穴：合谷、复溜、涌泉。关元、命门、太溪采用补法，合谷、复溜、涌泉采用泻法，三阴交、阴陵泉、太冲平补平泻。留针30min，隔日治疗1次，每周治疗3次。

经1周治疗后，患者自觉症状减轻，未出现其他不适，效不更方，原方继服7剂，针灸仍为隔日治疗1次，每周3次。经2周治疗后，患者诸症消失。3个月后随访，患者自述无其他新起症状，原有症状亦未复发。

按：本例患者为肾阴虚证，阴虚火旺，心肾不交，故治疗以滋肾阴、养心肾为主。生龙骨、生牡蛎同为君药，镇心安神；甘草、浮小麦、大枣合用为甘麦大枣汤，补脾胃以养心神；当归、白芍、酸枣仁、首乌藤、合欢皮、五味子合用以养肝血，敛肝阴。因肝藏魂，以阴血为体，故养肝以安魂，与甘草、浮小麦、大枣共用以安神魂，神魂安则诸症除，故此诸药合用而为臣；柴胡疏肝解郁，香附行气开郁，与柴胡相须为佐药，百合、淡豆豉清心安神除烦，亦同为佐药；生姜味辛，肝欲散，急食辛以散之，用辛补之，故辛以行气除痞，振奋阳气，作为佐使药。天麻、钩藤善散阳亢之内风，可止躁怒、除晕眩；生黄芪善补肺脾之气，党参善补脾胃之气，故合用以治阳虚证之气短乏力。

关元属任脉，任脉为阴脉之海，取关元可调补一身阴阳；命门属督脉，位于两肾腰脊之中，督脉为阳脉之海，取命门可补益肾中元阴元阳；脾经的三阴交、阴陵泉，肝经的太冲，肾经的太溪共奏健脾、疏肝、益肾之效，太冲还具有行气解郁之能。主方之中诸穴合用，共达扶正固本、行气祛邪之效。

八、张智龙治疗围绝经期综合征经验

（一）经验要点
针药结合，从肝论治，采用养血柔肝针刺法。

（二）思路和操作方法
张智龙认为本病当从肝论治，创立养血柔肝针刺法，取风池、支沟、合谷、血海、阳陵泉、阴陵泉、足三里、三阴交、太冲，双侧取穴，针刺深度以得气为度。风池采用徐疾提插泻法，支沟、阳陵泉、太冲平补平泻，血海、足三里、阴陵泉、三阴交行徐疾提插补法，留针30min。诸穴合用，可养肝柔肝，疏肝平肝。

本病有肝郁血虚、阴虚肝旺两种病机。肝郁血虚者当养血柔肝，选用逍遥散为基础方；阴虚肝旺者当滋阴平肝，方选滋水清肝饮，为六味地黄丸合丹栀逍遥散化裁而成。

（三）医案验案
女，53岁，2014年4月27日初诊。
主拆：周身乏力3年余。

患者自觉乏力，午后尤甚，伴少气懒言，面色无华。时有烘热感，腰膝酸软，素体畏寒畏风，头部昏沉，双目干涩。后背沉重，双侧乳房及右侧胁肋部胀痛，纳少，食后腹胀，寐欠安，睡后易醒。大便每日1行，不成形，排便无力。舌嫩暗、苔薄，脉沉细。

辨证：肝肾阴虚证。

取穴及治疗：三阴交、太冲、支沟、血海、足三里、阳陵泉、地机、风池、后溪、申脉、照海、神门、内关。针刺深度以得气为度，风池采用徐疾提插泻法，支沟、阳陵泉、太冲平补平泻，血海、足三里、三阴交行徐疾提插补法，留针30min。

处方以滋水清肝饮加枳壳15g、木香10g、党参15g、白术15g。共7剂，每日1剂，水煎，早、晚饭后服用。治疗7次后，患者症状明显改善，但仍觉乏力，睡眠欠佳，前方去木香、茯苓，加酸枣仁30g、夜交藤30g、黄芪30g，针刺治疗同上。继续治疗1周后，症状基本消失。

按：本例患者肝肾阴虚，兼有肝郁、气虚。方药选滋水清肝饮加减，滋水清肝饮为六味地黄丸合丹栀逍遥散。六味地黄丸滋补肝肾之阴，柴胡疏肝解郁，配伍栀子、牡丹皮清肝泄热，以治肝用。用当归、白芍、酸枣仁养血和血而柔肝平肝，以固肝体，枳壳、木香行气化滞，党参、黄芪健脾益气。

风池为手足少阳经、阳维脉、阳跷脉之所会，可疏利少阳经气；阳陵泉为胆经合穴，属土，可疏肝解郁，舒筋活络；支沟为三焦经经穴，属火，走而不守，可疏利气机，助阳陵泉疏肝之郁。血海为脾血归聚之海，三阴交为足三阴经之会，均可健脾统血、养血活血，二穴合用而补肝血以养肝之体。足三里为胃经合穴，属土，为土中之真土，经气之枢纽，可升清降浊，化积行滞。地机为脾经郄穴，与血海相配可疏调血气。太冲为肝经输穴，又是原穴，其性下降，善于疏利开导，可疏肝理气，养血柔肝；后溪通督脉，申脉通阳跷脉，二穴相配可疏经通络以调神；内关为心包经与阴维脉交会穴，与神门相配可宁心安神；照海通阴跷，申脉通阳跷，二穴相配调和阴阳，安神助眠。

九、王国才治疗围绝经期综合征经验

（一）经验要点

推拿手法配合针刺治疗。针刺不留针，采用中、强度刺激，得气后约持续20~30s出针。

（二）思路和操作方法

《素问·上古天真论》指出："女子……七七任脉虚，太冲脉衰少，天癸竭。"天癸者，阴精也，属肾水。故绝经期妇女多属肾之阴阳失调，又"五脏相移，穷必及肾"，每易波及其他脏腑，而其他脏腑病变，久则必累及于肾，故本病之本在肾，常累及心、肝、脾等脏腑及相关经脉。按此制定治则与推拿、针刺处方，同时在针推治疗中进行心理疏导，从而在较短时间内获取良效。

推拿以头部、背部和下肢部为主。针刺手法采用禅针法，即每穴用快速无痛进针法进针后，用快速小幅度提插、捻转法，由浅而深运针候气，气至后施泻法，使得气感保持在中强度，并使之沿经脉传导，行针约20~30s后出针。

（三）医案验案

宁某，女，52岁。

主诉：失眠、燥热半年。

患者停经1年，面红刺痒，烘热潮热，胸闷心悸，情绪不稳定，烦躁易怒，纳差，入睡困难，卧床2~3h方能入睡，眠后烦躁易醒，夜眠燥热尤甚，虽隆冬三九时节，须独自在阳台开窗而卧，不能盖被，且要铺上凉席而眠，睡眠时间4~5h。

辨证：肾阴亏虚，心肾不交，虚火独亢。

头面部推拿：取印堂、神庭、睛明、攒竹、太阳、角孙、头维、百会、风池、桥弓等穴。手法：一指禅推法、揉法、抹法、按法、扫散法、拿法等。先用一指禅推法或揉法，从印堂开始向上推至神庭，往返5~6遍；在头两侧胆经循行部位用扫散法进行治疗，配合按角孙、头维等穴。从头顶开始用五指拿法，到枕骨下部转用三指拿项后大筋3~5遍；再先右后左、自上而下推抹、拿揉桥弓各10余次，以胸锁乳突肌松弛为度；拿两侧风池，再点揉风池、风府各2~3次，有酸胀传导感为宜。

背部推拿：取心俞、肝俞、膈俞、肾俞等穴。手法：揉法、弹拨法、点按、揉法。先用揉法、揉法等放松背部肌肉，弹拨背部膀胱经走行部位3~5遍，重点按揉心俞、膈俞、肝俞、肾俞等穴位。

下肢推拿：委中、血海、足三里、三阴交、太冲等。手法同上。用掌根揉与揉法从肾俞、殷门、委中、承山沿膀胱经一线交替施术3遍；再由上而下按揉下肢诸穴，弹拨承扶、委中、承山、足三里及小腿外侧胃经线；点揉足三里、三阴交、太冲，最后屈伸、摇动髋、膝、踝各关节，结束治疗。

针刺取穴及治疗：风池、百会、太阳、肩井、大椎、膻中、心俞、膈俞、肝俞、肾俞、曲池、神门、血海、足三里、三阴交、太冲等。采用禅针法，在肩井、大椎强刺激，亦可在大椎点刺出血后加拔罐，以清热凉血。

按：患者以肾虚为本，为肾阴虚证，阴虚生内热而表现为心烦燥热，故滋补肾阴，清心肝之火，养血安神。以推拿手法疏通头面、背部、下肢经络，行气活血。风池、太阳、肩井清少阳胆经之热，与大椎、曲池相配疏风清热；百会清利头目，安神除烦，使上炎之火得降；心俞、肝俞、肾俞调理脏腑，膈俞行气活血；膻中为心包募穴，神门为心经原穴，二穴与心俞相配养心安神；三阴交为足三阴经交会穴，可滋肾、健脾、疏肝，与足三里、血海相配健脾养血；太冲为肝经原穴，可疏肝气、清肝火。

十、卢苏治疗围绝经期综合征经验

（一）经验要点

针药结合，以清心滋肾为主，重视调理脾胃，和畅情志。

（二）思路和操作方法

卢苏认为本病当以清心为主，滋补肝肾、调理冲任为要。针灸取关元、足三里、三阴交、太溪、肝俞、肾俞等穴。诸穴合用，使肝肾得补。强调身心同治，通过心理疏导减轻患者思想负担，增加患者治病的信心，嘱患者调畅情志。

卢苏自拟清心滋肾汤，药用钩藤、莲子心、黄连、牡丹皮、紫贝齿、合欢皮、太子参、浮小麦、郁金、炒酸枣仁、山药、山茱萸、茯苓等。若肝经郁火明显加栀子、苦丁、郁金、绿萼梅等；若心肝火旺兼脾肾阳虚，上热下寒，加肉桂、淫羊藿等；若水不涵木、肝阳上亢，头晕目眩，加沙苑子、白蒺藜、天麻等；若脾胃不和，脘腹痞胀，大便偏溏，加木香、砂仁、佛手、焦神曲等；若兼痰浊，胸闷痰多，加制半夏、炒薏苡仁、茯苓、石菖蒲等；若兼血瘀，胸痹心痛，加当归、赤芍、白芍、炒五灵脂、桃仁等。卢苏认为"天癸已绝，乃属太阴经也"，常根据病情将理中汤、越鞠二陈汤、六君子汤等适当加入清心滋肾汤中，以保护后天气血生化之源，45岁以后的患者更应重视脾胃。

十一、牟淑治疗围绝经期综合征经验

（一）经验要点

脾胃虚弱是本病重要病机，以补肾健脾为法，使用中药结合耳穴贴压。

（二）思路和操作方法

牟淑对患者耳部进行望诊、触诊和压痛等检查。耳穴望诊：内分泌穴区域可见小结节；在肾、内分泌、内生殖器穴区可见褶皱，呈暗红色。耳穴触诊：可在内分泌、内生殖器穴区触及小结节或隆起，质软或凹陷不平。耳穴压痛：在内分泌、内生殖器、艇角、交感等穴区可触及敏感点。耳穴贴压主穴取内生殖器、内分泌、肾、肝、缘中、皮质下等穴。性急易怒、失眠加神门、心；心慌、心悸加心、小肠；精神不集中加额；血压高加耳背沟；面部潮红、多汗加交感、面颊、肺；烦躁不安加耳尖放血。每周治疗2次，4次为1个疗程，疗程间隔1周，需治疗1个月左右。

牟淑自拟补肾健脾调更汤。淫羊藿、巴戟天、肉桂温补肾阳；地骨皮、黄芩滋阴清热。两组药物配伍，使补而不滞，温而不燥，恢复肾中阴阳相对平衡。当归调理冲任、益气活血；黄芪、白术补气健脾固表；桂枝、白芍调和营卫；浮小麦固表止汗。精神抑郁或易怒加香附、郁金、柴胡等；失眠多梦加夜交藤、炒酸枣仁、柏子仁等；眩晕严重加钩藤、天麻、川芎等；腰膝酸软加川续断、菟丝子、补骨脂等；食欲欠佳加鸡内金、焦三仙、砂仁等。

十二、王茵萍治疗围绝经期失眠经验

（一）经验要点

针药并用，滋肾调肝安神，自拟滋肾调肝汤。

（二）思路和操作方法

王茵萍认为，对于绝经期女性而言，月经紊乱，情绪波动，头痛头晕，潮热盗汗等不适均为影响睡眠的重要因素。肾之濡养功能减退，使得肝脏疏泄和藏血功能失调，导致气血不归，故本病多以肝肾阴虚证多见，治疗当以滋肾调肝，敛汗安神为法。

主穴取三阴交、百会、照海、申脉、关元。三阴交为足三阴经交会穴，可滋补肝肾，调理冲任，行气活血。百会深处即脑之所在，头为诸阳之府，取百

会可宁神定志，与三阴交相配交通阴阳而助眠。照海通阴跷脉，申脉通阳跷脉，补照海、泻申脉可使阴阳之气调和，安神助眠。

自拟滋肾调肝方加减，组成为女贞子、墨旱莲、生地黄、首乌藤、酸枣仁、浮小麦、石斛、银柴胡、郁金、吴茱萸、甘草。女贞子、墨旱莲合称二至丸，可补益肝肾，共为君药。生地黄入肾经而滋阴，养阴津而泄伏热；首乌藤补益肝肾，养血安神；酸枣仁养肝安神，生津敛汗；三药合用以加强滋补肝肾之效，兼以止汗安神，共为臣药。浮小麦固表止汗，益气除热，石斛养阴补五脏，生津除虚热，银柴胡清热凉血，郁金疏肝解郁，吴茱萸滋补肝肾，温润收涩，有散中寓收、阴中求阳之意。五药合用以清热止汗，解郁安神，共为佐药。再加少许甘草调和诸药，是为使药。

（三）医案验案

张某，52岁，退休职工。

主诉：绝经后失眠伴潮热盗汗2年，再发加重3月。

患者于2015年绝经，绝经后常感潮热汗出，夜间失眠，伴性情急躁易怒，口干口苦，腰膝酸软，头晕耳鸣，未予治疗。3月前由于家庭变故，失眠再次加重。刻诊：夜间失眠，平均每晚3h睡眠，睡后眠浅易醒，噩梦纷纭，伴性情急躁易怒，胁下疼痛，口干口苦，腰膝酸软。舌红，苔薄白，脉弦细。月经史：3~4/33~35天。辅助检查：妇科B超检查未见异常。AMH：0.08ng/mL。

辨证：肝肾阴虚证。

滋肾调肝汤：女贞子15g，墨旱莲15g，生地黄10g，首乌藤10g，酸枣仁10g，浮小麦12g，石斛10g，银柴胡10g，郁金10g，吴茱萸10g，甘草6g。每日1剂，分2次服用，共21剂。

针刺取穴：三阴交、百会、关元、照海、申脉。

二诊，患者诉睡眠情况较前好转，平均每晚可有4h睡眠，夜间惊醒次数较前减少，潮热盗汗较前稍有缓解，但仍情绪波动较大，伴胁下疼痛，口干口苦。针刺治疗同前，中药在原方基础上加香附、薄荷各10g，共21剂；余治疗同前。

三诊，患者诉睡眠情况较前明显好转，每晚至少可维持约6h睡眠，睡后无明显不适，偶有腰膝酸软，余无不适。以上次方继服21剂。

按：患者有两次流产史，加上几十年的经血耗损，阴血亏损为本，至绝经期后，肾气渐衰，天癸衰竭，肾阴亏虚，水不涵木，则出现肝气郁结和肝阳上亢。予以自拟滋肾调肝汤滋补肝肾，敛汗安神。

配合针灸治疗以调和阴阳，益精安神。二诊时药已见效，患者诉情绪波动大，伴有口苦、胁痛，考虑为肝气郁结后郁而化热，日久成瘀，中药加用薄荷疏肝理气，兼有清热之效，再加香附疏肝理气解郁，兼有活血止痛之功。三诊时患者诸症俱减，故守原方加减而收全功。

十三、邵素菊治疗围绝经期失眠经验

（一）经验要点

滋阴潜阳为总则，取穴以背俞穴为主，配合治疗脑府、心神之要穴，随证加减；肝俞、肾俞、三阴交行补法，大椎、风池行泻法；得气应以患者耐受为度；明辨病性、实施补泻是取效关键。

（二）思路和操作方法

邵素菊认为本病以滋阴潜阳、宁心安神为主，主穴取肝俞、肾俞、大椎、风池、神门、内关、三阴交。善用背俞穴，取肝肾之背俞穴肝俞、肾俞，可调补肝肾、滋阴潜阳、宁神定志；大椎为督脉穴，可宣阳泻热、通督镇静、使心神得宁；风池是足少阳胆经穴，位居脑后，能清利头目，醒脑益聪；三阴交为足三阴经交会穴，能滋补肝肾，健脾生血；取心经之原穴神门与心包经之络穴内关，二穴并用，共奏清心泻火、宁心安神之功。

根据患者不同病情随症加减用穴。如头晕头痛配太阳、百会，以清利头目、健脑宁神；烘热汗出配合谷、复溜，以扶正祛邪、固卫敛阴；急躁易怒配阳陵泉、太冲，以疏肝理气、引火下行；心虚胆怯、善惊易恐者配心俞、胆俞以强心益胆、安神定志；体虚胃弱、腹胀纳差配足三里以健脾和胃、消食导滞。

补泻效果的产生与患者体质密切相关，患者体质各异，疾病虚实有别，手法自当不同，因此明辨病性、实施补泻是取效关键。主穴处方中，肝俞、肾俞、三阴交用补法，大椎、风池用泻法，神门、内关平补平泻。其他腧穴的操作根据病情而补虚泻实。

得气要求针下有沉、涩、紧感，患者有酸、麻、沉、胀等感觉。对得气较缓的患者常采用留针候气，或搓捻催气促使针感出现；对于进针后难以觉察针感的患者，则常采用探寻、进退、运气逼针的手法使经气速至。得气是提高临床疗效的关键，但因围绝经期失眠患者天癸竭、真阴之亏虚非短期能速效，所以邵素菊指出对于此类患者治疗刺激量不宜过大，得气应以患者耐受为度。

（三）医案验案

患者，女，48岁。

主诉：入睡困难6个月余，加重1个月。

患者6个月前出现不明原因入睡困难，睡中易醒，醒后难以入睡，并伴有急躁易怒，烘热汗出，自服安定有效。近1个月症状加重，每夜睡眠仅3h，严重时彻夜不眠，药量逐渐加大仍难以入睡。刻诊：夜不能寐，性情急躁，头目昏沉，面红，汗出，经期紊乱，经量少，色暗。舌红苔少，脉弦细数。

辨证：肝肾阴虚。

取穴及治疗：肝俞、肾俞、大椎、风池、神门、内关、三阴交、阳陵泉、太冲、足三里。肝俞、肾俞、三阴交行补法，大椎、风池行泻法，神门、内关行平补平泻。余穴根据病情补虚泻实。每日治疗1次，10次为1疗程。

治疗4次后，患者入睡困难好转。治疗1个疗程后，睡眠、汗出诸症均明显减轻。休息3日继续治疗1个疗程。后患者睡眠基本恢复正常，随访半年未见复发。

按：本例患者肝肾阴虚，虚热扰神而致失眠。肝俞、肾俞调补肝肾，宁神定志；大椎属督脉，宣阳泻热，通督宁心；风池属胆经，可清利头目，与阳陵泉相配清胆经之火；太冲为肝经原穴，清肝火、调肝气；三阴交为足三阴经交会穴，可滋补肝肾，健脾生血，与足三里相配补养气血；心经原穴神门与心包经络穴内关相配，可清心泻火、宁心安神。

十四、东贵荣治疗围绝经期失眠经验

（一）经验要点

以调衡阴阳、平和气血为主。采用阴阳调衡透刺针法，取任、督脉穴位，腹背同针；背俞穴采用斜透刺法，重视俞原配穴；强调关元针感传至会阴部。

（二）思路和操作方法

任脉调阴，督脉调阳，任督阴阳彼此同源，经脉亦前后相应。督脉取大椎、腰阳关、命门，既能通调督脉，补阳益气，又可填精益髓，调节元神之府，达到宁心安神的功效。任脉为阴脉之海，取气海、关元、中脘，可补阴济阳，疏导气机。针刺时先取督脉，再取任脉。采用阴阳调衡透刺针法，阴经与阳经同时留针，补阳经，透阴经，从阴引阳；补阴经，透阳经，从阳引阴，促进阴阳沟通。

常取血海、气海、足三里、三阴交等穴通调气血。调气穴与补血穴合用，并相互透刺，以达气血双调，有助于阴阳平衡，改善失眠。三阴交为足三阴经交会穴，脾经上注于心，肾经上络心中，故三阴交有健脾养心、补肾宁心、柔肝调神的功效。足三里为多气多血之足阳明经合穴，可健脾和胃，益气养血。

采用俞原配穴。俞穴指背部五脏俞穴，如心俞、肝俞、肾俞、脾俞、肺俞。针刺五脏俞，调节五脏之气，安五脏之神，使气血调和，阴平阳秘，五脏各有所藏。原穴是脏腑原气输注和留止的部位，故治疗本病，调心神用心俞的同时加心经原穴神门。

透穴可将腧穴点的刺激扩展为线的刺激，甚而扩大为面的刺激，增强针刺强度；且刺针少，刺激穴位多，既可以减轻针刺疼痛，又发挥多穴位的协同作用。对膀胱经五脏背俞穴进行透刺，有利于通经接气，沟通各背俞穴间的联系。顺经透刺属补法，可补益经气，加强循经传导。由肺俞进针，循膀胱经走行向心俞透刺，由此接力再由心俞透向肝俞、肝俞透向脾俞、脾俞透向肾俞，沿取穴方向以15°~30°角快速、轻微进针。

（三）医案验案

刘某，女，46岁。

主诉：外阴痛3月余。

患者3个月前无明显诱因出现外阴部疼痛，痛如针刺，偶有抽痛，每天发作15~30次，每次持续5~10s。曾多次诊治，效果不显。刻下：外阴疼痛，两胁肋刺痛，时有疼痛放射至肩背。心烦易躁，月经先后不定期，经期腹痛明显，尤以两少腹疼痛为主，有时疼痛放射至两大腿内侧，痛甚则手足逆冷，呕吐。经血色紫暗，有血块，大便调，小便频、量少，夜寐尚可。舌质暗红、苔微黄、脉弦细。查体：外阴正常，阴道畅，分泌物少许；宫颈单纯性糜烂（Ⅰ度）。辅助检查：阴道分泌物未见明显异常，支原体、衣原体阴性，HPV阴性。B超：子宫及附件无异常。

辨证：肝气郁结，气滞血瘀。

取穴及治疗：百会、风池、风府、内关、神门、合谷、血海、足三里、太溪、行间、太冲、蠡沟、中脘、气海、曲骨、中极、关元、天枢、大椎、心俞、肝俞、脾俞、肾俞、命门。患者取坐位，针刺百会、风池、风府、大椎、心俞、肝俞、脾俞、肾俞、命门；出针后取仰卧位，关元、太冲快速进针，使针感传至会阴部，快速提插捻转1min。余穴常规针刺，角度、深度同常规治疗，留针30min。每周治疗3次，2周为1个疗程，连续治疗3个疗程。经治疗1个疗程后，每天只发作2~3次，且疼痛程度和时间明显缩短。3个疗程结束，痊愈。

按：会阴疼痛是一种顽固性内脏神经痛，特征是症状多、体征少，症状以疼痛为主，各种检查多为阴性，无器质性病变，目前发病原因尚不能完全明确。本例患者肝气郁结，气滞血瘀，兼有郁火。肝经及其络脉、经别、经筋都过阴器，经络受阻，不通则痛，故远道取穴行间、太冲、蠡沟以疏肝行气，针刺时先得气，再行针，使气至会阴部，气至病所，疏通肝经之气。任脉起于胞宫，出于会阴，经阴阜，中脘、气海、关元、曲骨属任脉，中脘调理中焦、升清降浊；气海为精气会聚之海，有生发阳气之功。关元为足三阴、任脉之会，先天之气海，全身元阴元阳交会之处，可培元固本、补益下焦，从而调补一身之气；曲骨可疏通局部气机。中极、关元施以补法使气至会阴部，通调气机。肝经与督脉会于巅顶，取百会沟通阴阳，振奋一身之阳气；大椎、风府亦属督脉，与百会相配可疏通经络。心俞、肝俞、脾俞、肾俞调理脏腑，心俞养心安神，肝俞疏肝解郁，脾俞健脾益气，肾俞补益肾气。太溪为肾经原穴，与命门相配调补肾之阴阳。足三里、天枢、合谷、血海健脾胃、益气血。风池疏风调气，内关、神门宁心安神。穴位远近相配，标本兼治，脏腑阴阳气血同调。

十五、陆瑾治疗围绝经期失眠经验

（一）经验要点

以补肾为本，兼以清心、调肝，采取舌针结合体针的方法。舌针快速点刺，每穴点刺2~3下，深度1~2分，以不出血为度。

（二）思路和操作方法

体针多选取百会、四神聪、印堂、太阳、安眠、神门、内关、中脘、下脘、气海、关元、三阴交等为主穴；若阴虚火旺、心肾不交加心俞、肾俞、太溪；若脾胃不和、痰热内扰加内关、梁门、丰隆；若心脾两虚、气血不足加脾俞、足三里；若肝郁化火、扰动心神加水沟、太冲。

舌针多选取心穴、肝穴、脾穴、肾穴、金津、玉液等，每次选取2~3穴点刺，隔日治疗1次，与体针配合，5次为1个疗程。舌位于阴阳之交，上抵督阳，下抵阴任，交通阴阳，并通过经络与人体五脏六腑相联系，舌从外观上反映人体气血阴阳之虚实、津液之盈亏、病症之进退，故刺激舌体相应区域可调治脏腑气血阴阳。

（三）医案验案

患者，女，56岁。

主诉：失眠2年余。

患者2年前无明显诱因出现入睡困难，夜间易醒，伴情绪抑郁精神萎靡，脾气暴躁，潮热心烦等症状。当地医院诊断为围绝经期综合征，服用艾司唑仑片后，每日睡眠2~3h，有时数日不眠。刻诊：入睡困难，烦躁，痛苦面容，心焦如焚；口干，溺黄，便干，头昏耳鸣；月经紊乱2年；舌体瘦，舌质红，苔干黄，舌下络瘀，脉弦数。

辨证：肾阴亏虚，心肾不交。

针刺取穴及治疗：百会、印堂、太阳、安眠、神门、中脘、下脘、气海、关元、大横、三阴交；常规针刺，平补平泻，留针30min。舌针取穴及治疗：心穴、肝穴、金津、玉液；使用1.5寸毫针，快速点刺，每穴2~3下，点刺深度1~2分，以不出血为度。以上均隔日治疗1次，5次为1个疗程。

经治疗1个疗程后，患者自诉睡眠有明显改善，已停用艾司唑仑，每日入睡时间约15~20min，每日睡眠可持续5~6h，失眠症状偶因情绪不佳出现反复。心烦、急躁等情况好转，日间疲乏感改善，耳鸣间作，舌体红，苔薄白，脉细。

复诊，患者诉已无睡眠障碍，每日夜间可睡6~7h。夜间易醒好转，情绪稳定，耳鸣已止，舌淡红，苔薄白，脉平缓，病情痊愈，生活如常人。

按：患者年近六旬，绝经前后，肾水肾精亏虚，调摄失司，不能上济于心，心火炽盛，不能下交于肾，因而出现眠差、急躁易怒、心烦口苦。加之患者病程日久，心神不宁，肝郁化火，久病多虚多瘀。体针以补肾培元、调理气机、镇静安神为主。百会、印堂均属督脉，督脉为阳经之会，统摄一身之阳气，又并脊入脑上达巅顶，故督脉通髓，主脑病，取百会、印堂可通督调气，安脑宁神。心藏神，神门为心经原穴，三阴交为足三阴经交会穴，二穴相配可沟通上下，平调阴阳，宁心安神。安眠为治疗失眠的经外奇穴，太阳为经外奇穴，可通脑安神；中脘、下脘、气海、关元四穴取腹针"引气归元"之义，中脘、下脘可理中焦，调升降；气海、关元可理气补肾，配以脾经之大横，先后天同治。舌针取心穴、肝穴，以清泻心肝之火，点刺金津、玉液以活血化瘀，共奏宁心通络之效。

十六、金亚蓓治疗围绝经期失眠经验

（一）经验要点

脐针配合体针，体针根据女性月经周期4个阶段的不同生理特点取穴。

（二）思路和操作方法

金亚蓓将本病分为肝郁化火、肝郁脾虚、心脾两虚、肝肾阴虚4个证型。脐针基本方为水火既济，取坎位、离位。坎位可使肾水上济，离位可引心火下行，两者相合形成既济卦，以交通心肾，引阳入阴。从解剖上看，脐位于腹部中央，使任脉绕脐而行，无法垂直前进，故任脉处于不完全畅通的状态。水火既济法通过针刺坎位与离位，使其针柄相连，起到连接任脉的作用。金亚蓓认为，任脉的畅通对平衡阴阳有重要作用。辨证取穴如下，肝郁化火：坎位、震位、离位、坤位；肝郁脾虚：坎位、离位、震位、巽位；心脾两虚：坎位、离位、坤位；肝肾阴虚：坤位、乾位、坎位、离位。

体针根据女性月经周期中4个阶段的生理特点，采用相应的体针处方。①月经周期第5~12d：此期为经后期，精血耗伤，处于血海亏虚阶段，加之绝经期女性"肾气已衰"的生理特点，应以补肾养阴为主。取中脘、下脘、天枢、三阴交、太溪、足三里，施以补法；合谷，施以泻法。②月经周期第12~21d：此期为排卵期，处于重阴转阳阶段，以滋阴为主，辅以疏肝理气促排卵。取中脘、下脘、天枢、太溪、合谷，施以补法；三阴交、太冲，施以泻法。③月经周期第21~28d：此期为黄体期，处于阳长阴消阶段，以补肾温阳为主。取穴为气海、关元、归来、足三里、合谷、三阴交，均施以补法。④月经周期第1~5d：此期属于"重阳化阴"阶段，治疗应因经量而异。若经量过多，宜补气摄血，取气海、关元、地机，施以补法，浅刺隐白；若经量过少，则宜活血通经，取血海、三阴交、曲池施以泻法，合谷施以补法；若经量适中，以调和气血为主，取三阴交、合谷，施以平补平泻。

（三）医案验案

患者，女，49岁。

主诉：间断性失眠2年，加重2月余。

现病史：2年前出现间断性失眠，失眠时日服艾司唑仑片后可入睡5~6h。近2个月，失眠加重，入睡困难，服用艾司唑仑后无明显改善，入睡时间一般为2~3h，严重时彻夜不眠。白天神疲乏力，气短懒言，纳食不香，偶感心慌；大便偏溏，每日2~3次，小便正常。既往月经量少，色淡红，行经2~3日即净，周期尚规则，末次月经2018年3月20日。面色萎黄，体胖，舌淡边有齿痕、苔白腻，脉沉细软。查促卵泡激素（FSH）正常，FSH/LH>3.6。

辨证：心脾两虚。

脐针处方：坎位、离位、坤位。操作：患者取仰卧位，局部常规消毒后，选用0.25mm×25mm一次性无菌针灸针，针刺以脐蕊为中心，并根据取穴顺序先后向相应脐壁上1/3部位捻转进针，进针角度均与腹壁皮肤呈30°角，针刺深度均为8mm，以进针后无落空感为宜。针刺后针柄相连，不提插捻转。体针处方按照月经4期序贯治疗：月经周期第5~12d取中脘、下脘、天枢、三阴交、太溪、足三里施以补法，合谷施以泻法；月经周期第12~21d取中脘、下脘、天枢、太溪、合谷施以补法；三阴交、太冲施以泻法；月经周期第21~28d取气海、关元、归来、足三里、合谷、三阴交均施以补法；月经周期第1~5d取血海、太冲、三阴交、曲池施以泻法，合谷施以补法。

脐针与体针均留针30min，隔日治疗1次，1个月经周期为1个疗程。1个疗程后，患者睡眠较前改善，可入睡4~6h，但仍需间断服用艾司唑仑，仍觉乏力，纳食改善，大便每日1次，成形。末次月经2018年4月18日，量不多，行经3日即净，舌淡，边有齿痕，苔薄白，脉细。2个疗程后，患者停服艾司唑仑，失眠症状明显改善，精神可，诸症均好转。

十七、曹正柳治疗围绝经期失眠经验

（一）经验要点
穴位注射配合中药。

（二）思路和操作方法
曹正柳认为不寐病机有心脾两虚，神失所养；阴虚火旺，上扰心神；心虚胆怯，魂神不宁；胃气不和，气机扰攘等4类。如《景岳全书》云："无邪而不寐者，必营血之不足也，营主血，血虚则无以养心，心虚则神不守舍。"《素问·六节藏象论》云："凡十一脏，取决于胆也。"若胆气虚，决断失司，致心神不宁，故不寐。《沈氏尊生书》云："心胆俱怯，触事易惊，睡梦纷纭，虚烦不寐。"而围绝经期女性处于"七七"之年，月经将尽或已尽，故围绝经期女性不寐病因病机虽然繁杂，但心虚胆怯，心神不宁为其主因，故治当安神以定志。

曹正柳自拟安神定志汤联合维生素B_{12}注射双侧风池穴治疗围绝经期失眠，收效卓著。基础方如下：党参20g，茯苓15g，茯神20g，炙远志15g，石菖蒲10g，生龙骨15g，生牡蛎10g，龟甲10g，合欢皮15g，首乌藤15g，酸枣仁30g，炙甘草10g，浮小麦30g，红枣5枚。加减：肝阳上亢者加珍珠母、钩藤等；心脾两虚者加龙眼肉；阴虚者加生地黄、龟甲等；虚热者加牡丹皮；气虚者加白术；血虚者加熟地黄、阿胶等；兼见心悸者加柏子仁；兼见胸胁胀满，善太息者，加郁金、绿萼梅等；经年不寐者加五味子、柏子仁和琥珀等。

（三）医案验案

患者，女，50岁。

主诉：失眠3年余，伴气短自汗，怠倦乏力。

患者近3年来失眠，每晚约睡2~3h。刻下：彻夜难眠，心烦胸闷，心悸心慌，纳少腹胀，大便不爽，舌暗红，脉弦细。常规心电图：窦性心律，正常心电图。腹部彩超：肝胆胰脾未见异常。

辨证：心虚胆怯。

穴位注射：双侧风池局部常规消毒，用5mL注射器抽取维生素B_{12}注射液2支（0.5mg/支），向斜向对侧眼球方向进针，深度为针头的2/3，回抽无回血后注射药物，每侧风池各注射1mL，拔针后局部轻微按压2~3min，每日注射1次。

安神定志汤加味：党参20g，茯苓15g，茯神20g，炙远志15g，石菖蒲10g，合欢皮15g，首乌藤15g，酸枣仁30g，生龙骨15g（先煎），龟甲15g（先煎），甘草10g，红枣5枚，郁金15g，琥珀10g。每日1剂，共5剂。水煎，午饭及晚饭后半小时温服。

二诊：可入睡，每晚约睡5h，易醒，心烦胸闷减轻，无腹胀，纳可，大便调，但自汗、心悸、心慌无明显改善。前方去郁金，加苦参15g、柏子仁20g。继服5剂后，余症十去八九。嘱保持心情舒畅，勿忧思多虑。随访半年，未见复发。

按：本例患者辨证为心虚胆怯，心气虚则失眠、心烦胸闷、气短自汗；胆虚则虚烦不得入眠，易见心悸心慌。风池为足少阳胆经穴，穴下布有枕小神经、第3颈神经及枕大神经，取风池穴位注射可直接调节神经功能。方中党参、茯苓、甘草益心胆之气；茯神、炙远志、石菖蒲化痰开窍，宁心安神；生龙骨、龟甲、琥珀镇惊安神；合欢皮、首乌藤、酸枣仁、红枣解郁养血，养心安神；郁金清热活血，解郁安神。

十八、强宝全治疗围绝经期抑郁症经验

（一）经验要点

调神为主，疏肝为要，兼护脾胃；取穴以督脉、手足厥阴经为主。

（二）思路和操作方法

治疗以调神疏肝，调畅气机为原则，同时注重调理脾胃，以调神疏肝针刺法治疗，取穴以督脉、手足厥阴经为主，多取百会、四神聪、内关、神门、大陵、膻中、太冲、中脘、足三里等穴。根据病情随证加减，肝气郁结加行间、支沟；心肝火郁加行间、内庭、支沟；痰气郁结加天突、丰隆、照海；心脾两虚加脾俞、通里；心肾阴虚加太溪；咽部异物梗塞感明显加照海、天突；癔症性失明加睛明、四白、光明；癔症性失听加耳门、听宫、听会；癔症性失语加廉泉、旁廉泉。

百会为百脉之会，百病所主；四神聪为经外奇穴，二者相配，可补益元气、振奋元阳、益脑安神。内关为心包经络穴，其支脉走胸腹，又为阴维之会，别走手少阳三焦，补之可养心血、安心神，泻之可清心除烦，宽胸理气。太冲为肝经原穴，可平肝降逆，清肝泻火，通经行瘀，又能开关宣窍，平息肝风，与内关相配，可平肝降逆，解郁安神。神门为心经原穴，大陵为心包经原穴，均能养心安神。膻中为气会，属心包经之募穴，可调气降逆、宽胸利膈。中脘为六腑之会、胃之募穴，能补中益气，调和五脏，通理中焦，中脘可调脾胃，内关又可安神，相配则胃气得和而心神得安。足三里为胃经合穴，胃经为多气多血之经，二者相配合，能健脾和胃、调理气机、补气血，补中有行，补而不滞。

（三）医案验案

孟某，女，51岁。

主诉：患者胸闷气短，胁肋胀痛1年余，加重7日。

1周前因与人发生争吵，后出现胸闷，胁肋胀痛，其后自觉加重。刻诊：神清，精神弱，头晕乏力，胸闷气短，胁肋胀痛，痛无定处，口苦口干，嗳气，纳差，腹胀，潮热盗汗，多梦易醒。平素性格偏于内向，情感淡漠，不愿与人

交流。近两年月经先后不定期，量少，色黑，行经1天，伴腰腹疼痛。小便可，大便溏，舌淡、苔薄腻，有齿痕，脉弦细。

辨证：肝气郁结。

取穴及治疗：主穴取百会、神门、内关、太冲，配穴取四神聪、大陵、膻中、中脘、三阴交、天枢、上巨虚。平补平泻，留针30min，每日治疗1次，7日为1个疗程。

二诊，经治疗，患者头晕，胸闷；腹胀及大便情况明显好转，愿与人交流，夜寐可，舌淡，苔薄白，脉弦。加太溪、肝俞、肾俞，余治疗不变，继观。三诊，治疗2个疗程后，患者诸症基本消失，与人交流无障碍，情绪稳定，乐于参加社交活动。舌淡，苔薄，脉弦滑。继前巩固治疗两个月。后随访半年，病情稳定。

按：患者由情志所伤，肝失调达，因而精神抑郁，肝郁气滞，表现为胸闷善太息，气滞血阻，则见胁肋胀痛，痛无定处。肝克脾土，脾胃运化失常，则表现为腹胀，嗳气，纳呆，便溏等。舌苔薄腻、脉弦为肝胃不和之象。患者年过半百，肝肾阴虚，则潮热盗汗，月经不调。阴阳失调，气机逆乱，神失所养，故而出现抑郁淡漠，头晕乏力，多梦易醒等症状。百会为百脉之会，四神聪为经外奇穴，二者均位于巅顶，可益气调神。内关为心包经络穴，神门为心经原穴，大陵为心包经原穴，相配可养心安神。太冲为肝经原穴，可疏调肝气，行气活血，与内关相配可解郁安神，与行间、支沟相配可清肝泻火。百会为督脉之巅，太冲为肝经之底，上下相配可降逆气，平肝阳。膻中为气会，心包之募穴，可调气降逆、宽胸利膈。中脘为六腑之会、胃之募穴，可补中益气，通理中焦，与天枢、上巨虚相配可行气健脾导滞，与内关相配则胃气得和而心神得安。三阴交疏调足三阴经气血，可健脾养血、滋肝肾之阴。

十九、盛灿若治疗围绝经期潮热经验

（一）经验要点

善用归脾汤加减联合腹穴针灸，调理脾胃，治病求本；围刺百会，补虚退热，注重补泻手法，先用强刺激泻法缓解局部症状，再用捻转补法，使针感从巅顶向四周扩散；从远端治，运用调经御气法使气至病所，但无需过分深刺或透刺；选穴推崇少而精。

（二）思路和操作方法

本病长期反复发作，难以控制，多因阴阳偏衰导致。盛灿若对腹部穴位如下脘、天枢、归来、气海等施以补泻手法，通过调理脾胃来调节气机阴阳，多选用归脾汤加减联合腹穴针灸。腹部用针以直刺为主，以局部皮肤红晕为气至，不主张过分深刺或透刺，以脐周归来、天枢、气海、下脘等穴同时配伍，辅以加减其他腧穴。

盛灿若善用涌泉、百会，涌泉可滋阴补肾，百会可调节督脉经气，解郁宁心安神。采用四神聪向百会透刺、围刺的方法可取得显著效果，多用1.5寸毫针从四神聪前后左右4个方向距离百会0.5~1cm处进针，结合单手捻转进针法，快速捻转，沿头皮周围每针透刺2穴，4个方向针尖汇聚百会，先用强刺激泻法退热止汗，然后再用捻转补法滋阴补虚，使针感从颠顶向四周扩散，气至则潮热立止。

病变局部取穴虽有"位邻气近"的行气优势，但时效短暂，四肢远端穴位如复溜、阴郄当为首选。复溜是临床用于治疗盗汗潮热的经验穴，针刺后运用调经御气法使针感下传至踝关节，可调整阴跷脉气血，加强卫气输布，进而达到退热止汗的效果。阴郄是治疗潮热盗汗的特定穴，透刺神门还可养心安神，与复溜配伍效果更佳。针刺阴郄可通过唤气、聚气、调气的手法，使针感自穴位沿着尺侧上传至肘、肩部则效果更好，部分患者起针后肩项部仍有针感。盛灿若认为临证选穴不可泛滥，推崇少而精。

（三）医案验案

患者，女，53岁。

主诉：潮热盗汗近1年，加重2个月。

患者月经紊乱3年，2016年底因与人争吵后出现月经量明显减少，伴有潮热时作，夜间偶有盗汗，睡眠差。初起未重视，当时情绪不佳，烦躁易怒，常与人发生口角争执。近2个月自觉潮热症状明显加重，月经未至。刻下症：潮热时作，午后或餐后即有潮热，每日潮热发作至少3次，多则5次，夜间盗汗明显，烦躁易怒，失眠头痛，面红颧赤，口干，脉浮取弦数，重按微弱，尺脉微不能及。否认其他病史及药物食物过敏史。曾先后服用谷维素、知柏地黄丸、补心丹及进行针灸推拿等治疗，症状始终未缓解，仍潮热时作。

辨证：肝肾阴虚。

治则：清热止汗，滋补肝肾。

取穴及治疗：主穴取阴郄、复溜、四神聪，配穴取合谷、三阴交、下脘、归来、天枢、关元、子宫。用1.5寸毫针从四神聪向前后左右4个方向距百会0.5~1cm处进针，以单手捻转进针法，快速捻转，沿头皮周围每针透刺2穴，先用强刺激泻法缓解局部症状，再用捻转补法，使针感从巅顶向四周扩散。复溜使针感下传至踝关节，阴郄采用唤气、聚气、调气的手法，使针感沿前臂尺侧上传至肘、肩部。下脘、归来、天枢、关元、子宫以直刺为主，局部皮肤出现红晕为气至，不要过分深刺或透刺。

经治疗1次后当夜潮热盗汗即止，隔日午后又作，但发作程度明显减轻。连续治疗3次后潮热未作，睡眠明显改善，卧床即入睡，每次就诊都心情愉悦，予归脾汤加交泰丸。处方：黄芪20g，当归15g，茯神15g，珍珠母15g，远志10g，夜交藤10g，酸枣仁10g，白芍10g，肉桂3g，黄连2g，生地黄10g，熟地黄10g，绿萼梅10g。每日1剂，分2次服用，服用14剂而愈。3个月后随访未复发。

按：本例患者素有肝肾亏虚，因情绪刺激而诱发营卫不和，致使肝肾亏虚进一步加重，阴液耗竭，故脉芤，尺微。治疗当以滋阴清热止汗为主，但清热止汗当速，辅以滋阴补肾、调补肝肾，稳定疗效。百会可调节督脉经气，四神聪向百会透刺可增强解郁安神之效；复溜、阴郄是治疗盗汗潮热的要穴，复溜可调整阴跷脉气血，加强卫气输布，阴郄可养心安神，复溜、阴郄与合谷相配增强退虚热止汗之效；三阴交为足三阴经交会穴，可滋肾、疏肝、健脾，与合谷相配增强健脾益气之功。下脘、归来、天枢可理中焦、益气血，通过调理脾胃来调节气机阴阳；关元补肾培元；子宫疏通局部气血。针刺3次后，潮热、盗汗减轻，睡眠改善，予归脾汤加交泰丸以益气补阴、养血安神，巩固疗效。

二十、魏清琳治疗围绝经期异常子宫出血经验

（一）经验要点

从瘀论治，"通因通用"，不盲目止血；脏腑辨证配合经络辨证，针灸与药物结合治疗，疏通局部的同时调理体质。针灸背俞穴与腹部腧穴相配，下腹部穴位针刺得气后以针感向会阴部传导为佳；配合舌下静脉局部刺络疗法。症状明显缓解后，继服中成药巩固疗效。

（二）思路和操作方法

魏清琳认为，"瘀血"是该病重要的病理产物，瘀血内停，阻滞气机，影响新血生成，导致恶性循环，故常"通因通用"，处以"推陈致新"之法，兼顾病因，补虚泻实。详细询问患者症状，月经史及经、量、色、质情况，结合妇科彩超等西医学检查，辅以舌象，脉象，处以相对应的治疗。

舌下脉络迂曲者，处以舌下静脉局部刺络疗法。嘱患者张口，舌体努力上卷，充分暴露舌下系带及舌下静脉，医者手持一次性注射器针头，对准舌下的静脉迂曲最严重处，快而准地点刺2~3下，尽出其血后用温水漱口，局部针刺处不再做任何处理。舌下静脉位置特殊，与脾、肾经关系密切，足太阴脾经连舌本，散舌下；足少阴肾经夹舌本，故舌下静脉刺络后可疏通脾肾经脉气机，使气血运行通畅，以达到调理脾肾的目的。

针刺借助穴位和经络，由表及里，以调和阴阳气血；药物归经脏腑，由里及表，疏通经络，使气血运行通畅。常以背俞穴与腹部腧穴相配，背俞穴调理整体，取膈俞、肝俞、脾俞、肾俞；腹部腧穴疏通局部气机，理气活血，多以中脘、气海、关元、中极、子宫为主，疏导局部气血，通调胞宫经脉，针刺以得气后针感向会阴部传导为佳。

以中药补益肾中阴阳，处以"肾四味"加减，即盐菟丝子，盐补骨脂，淫羊藿，枸杞子。若患者舌质淡，舌体胖大，边有齿痕，苔水滑，脉沉，辨证属脾气亏虚者，常予以针药并用，选取补中益气汤为主方，并随症加减以补益脾气。在兼症治疗上常处以中成药，从根本上调理体质，辅助治疗。若患者伴有腰膝酸软、头晕目眩则服用六味地黄丸，潮热、盗汗症状明显则服用知柏地黄丸，眼睛干涩不适则服用杞菊地黄丸，烦躁易怒者服用逍遥丸，心悸失眠则服用归脾丸等。

（三）医案验案

赵某，女，48岁。

主诉：阴道不规则出血3个月。

患者阴道不规则出血，量少，色暗红，有血块，质黏稠。伴腰膝酸软、疲乏无力，头晕，便溏，平素畏寒，手脚心热，纳可，睡眠欠佳。舌暗红，舌体胖大有齿痕，舌下静脉迂曲，脉沉细，左脉弱。既往曾于2014年因"阴道流血不止"行诊断性刮宫，术后流血停止。2015年6月至2016年10月，患者间断服用中药，月经规律；2016年10月至今月经淋漓不尽，期间再次服用中药，效果不明显。B超检查子宫及附件未见明显异常。

辨证：脾气亏虚，肝肾不足。

取穴及治疗：膈俞、心俞、肝俞、脾俞、肾俞、次髎、百会、神庭、印堂、中脘、下脘、气海、关元、天枢、子宫、中极、神门、三阴交、太冲。快针针刺膈俞、心俞、肝俞、脾俞、肾俞、次髎，不留针；出针后取仰卧位，针刺百会、神庭、印堂、中脘、下脘、气海、关元、天枢、子宫、中极、神门、三阴交、太冲，留针30min。每日治疗1次，10次为1个疗程，疗程之间休息2~3日。

舌下静脉点刺：每周治疗1次。

补中益气汤加减：黄芪20g，党参20g，白术15g，炙甘草9g，醋柴胡12g，升麻9g，当归10g，陈皮12g，盐菟丝子30g，盐补骨脂10g，淫羊藿10g，枸杞子15g，桃仁10g，红花10g。每日1剂，水煎，分2次服用，共7剂。

中成药：健脾丸（水丸），每次12粒，每日2次，于上午9时、11时服用；六味地黄丸（水丸），每次12粒，每日2次，于下午3时、夜间9时服用。

二诊，经以上治疗后，经血量明显减少，仅出现少量褐色分泌物，血块消失。舌淡，水滑苔，舌下静脉迂曲好转，脉沉细，左脉弱。继前治疗。

三诊，诸症状明显改善，阴道出血止，腰膝酸软，疲乏无力，头晕，便溏等症状基本消失，无明显手脚心灼热感，纳可，睡眠好转。舌淡，舌体略胖大，脉沉，舌下静脉色变淡。嘱患者可暂停针灸及汤药，继续服用健脾丸及六味地黄丸以巩固疗效。至今病情平稳。

按：膈俞为血会，刺络放血以活血化瘀，使瘀血去，新血生，则血循常道；脾俞补益脾胃，促进气血生化，且益气摄血；肝肾同源，肝俞疏肝开郁，滋补肝肾，肾俞益肾填精。四穴合用共奏健脾摄血，补益肝肾之功。关元为足三阴经、任脉之会，能贯通足三阴经经气，同时为三焦之气所生之处，人体"元阴元阳"之所藏，与气海合用，调理冲任，补肾固本；中脘，下脘均属胃脘，合用以理中焦，调节气机升降。四穴合用，调脾胃，补肝肾，以后天养先天。中极为任脉经穴，膀胱募穴，可益肾兴阳，活血化瘀；子宫为经外奇穴，为胞宫之外应，内应奇恒之腑，可化瘀以通胞络，理气机。方用补中益气汤以健脾益气，以滋先天，加盐菟丝子、盐补骨脂、淫羊藿、枸杞子。其中枸杞子、菟丝子性平，补骨脂、仙灵脾性温，四药合用以双补阴阳，以阳为主。另以盐入肾，可加强补益肾精功效。

二十一、王小云治疗围绝经期崩漏经验

（一）经验要点

针药并施，针刺和艾灸并用，主穴用三阴交、隐白、大敦、断红和升提穴；针刺断红穴时，使针感向上传导至肩部，重视手法、得气感；配合艾灸隐白、大敦。崩漏重症需采用中西医结合治疗。

（二）思路和操作方法

三阴交先针后灸，针刺断红穴，艾灸隐白、大敦，还可配合平衡针针刺升提穴协助止血。三阴交取3寸毫针直刺，进针2.5寸，留针15min，出针后再用灸法，灸5壮。断红属经外奇穴，沿掌骨水平方向缓慢进针1.5~2寸，平补平泻，使针感向上传导至肩部为佳，出现强烈针感后，留针15~20min，每日治疗1~2次。针刺断红可使经气相通，针感上行至肩，经气通畅而升提，患者自觉有气直窜至肘，顺经气而回，使经气得回则血止，加强止血之力。隐白为脾经井穴，大敦为肝经井穴，井穴有交通阴阳，促进气血运行的作用。取大敦可泻肝木以防克伐脾土，艾灸隐白、大敦共奏收敛止血之功。平衡针针刺升提穴，沿皮下骨膜外向前平刺2寸，一只手向前进针，另一只手可摸着针尖不要露出体外，采用滞针手法，待针体达到一定深度时，顺时针捻转6圈，然后再逆时针捻转6~10圈后出针。

王小云治疗崩漏遵循"急则治其标，缓则治其本"的原则，灵活掌握"塞流""澄源""复旧"三法。暴崩虚证，出血较多，当以止血为要，结合辨证，或补气，或补肾，或化瘀，或凉血，或健脾，或祛痰以止血。常选用大量黄芪，白术，党参甚至是人参等以益气摄血，这既是塞流亦是澄源。暴崩者，阴血骤亡，气随血脱，气虚不能摄血则血更妄行，如仅用收敛止血之品以塞流，难以奏效，即使能取效于一时，亦不能固其本。血属阴，暴崩之际，阴血骤失，阴不足则易生内热，阴虚阳搏则出血更多，临床多用生地黄、熟地黄、白芍、山茱萸，女贞子等补血滋阴药以澄源，配以炭类药物如贯众炭、血余炭、茜草炭化瘀止血药以塞流。王小云擅用桑叶，桑叶清热凉血，益肾填精，又有收敛之妙，意亦在塞流与澄源并举。

王小云重视四诊，详细收集病史资料。脉象的形成与脏腑气血密切相关，若于暴崩之际，患者面色苍白，爪甲无华，但脉不沉迟反弦滑似有力者，提示

脉不静，病情不稳定，此时不可误认为血热妄行，妄用凉血止血，当以益气固脱摄血为要。此时即使止血亦应预见有再次血崩的可能，用激素治疗者暂不宜减量，中药需继续守方用药，甚至加重剂量防止再次出血，待脉静后再减止血药。

崩漏重症若因急性失血出现严重贫血，甚至休克等情况时，应积极采用中西医结合治疗，及时输血以纠正贫血，补液扩容以抗休克，适当应用激素以止血。待血止后再辨证用药调理善后，调整月经周期以复旧。崩漏患者必须进行妇科检查和B超检查，以排除器质性疾病引起的异常子宫出血。

（三）医案验案

谢某，女，46岁。

主诉：不规则阴道出血18天。

患者13岁初潮，平素月经规律，周期30天，经期5~6天，痛经（+），血块（+-），经前乳胀，近期工作劳累。上次月经：1月31日，末次月经：3月3日，色暗红，夹血块，伴腰酸，下腹隐痛，前3天阴道出血量、色、质如既往月经，第4~6天阴道出血量多，每天用卫生巾10片，湿2/3，色暗红，第7天开始阴道出血淋漓不净，于当地医院就诊，予裸花紫珠片口服，后阴道出血未止。3月17日阴道出血量增多，每天用卫生巾5片，湿2/3，色暗红。后至中医院就诊，查妇科彩超：子宫增大（79mm×51mm×58mm），内膜5mm，宫腔见少量积液5mm（考虑积血），右附件区见囊性包块48mm×33mm，左附件未见明显异常。刻诊：神清，精神疲倦，乏力，面色苍白，伴轻度头晕，无头痛，阴道出血量多，色暗红，夹血块，无发热恶寒，伴轻度胸闷心悸，无腹胀腹痛，无腰酸，胃纳一般，眠可，二便调。舌淡暗，苔薄白，脉芤细。

辨证：脾肾阳虚兼血瘀。

针刺取穴及治疗：断红。沿掌骨水平方向缓慢进针1.5~2寸，平补平泻，使针感向上传导至肩部为佳，留针15min，每日治疗2次。

艾灸取穴：隐白、大敦。每次艾灸20min，每日治疗2次。

处方：炙黄芪120g，熟地黄30g，炙甘草30g，干姜30g，熟附子15g（先煎），白术15g，当归15g，桑叶15g，肉桂10g（焗服）。以水500mL文火煎取150mL，分2次温服，共2剂。

次日患者阴道出血明显减少，第3天阴道出血干净，守方续服3剂，期间患者一直无阴道出血。3月26日上方去熟附子、肉桂、干姜，带药7剂出院。随访至2016年3月20日，月经基本正常，周期24~35天，经期4~7天，量不多，每3个月复查1次妇科B超，提示右附件囊肿未见明显增大。

按：本例患者年近七七，肾气渐虚，加之近期劳累，脾气大伤，脾肾气虚，气不摄血，故暴崩而下；阴血骤亡，气随血脱，故精神疲倦，乏力，面色苍白；气血两虚，清窍失于濡养，故头晕；心血不足，无力鼓动血脉，故胸闷心悸；亡血失津，脉道失充，故见芤脉；阴不足则易生内热，故见数脉。方中以黄芪、白术益气升提，熟地黄、桑叶养血滋阴益肾，当归补血活血。阴血暴崩，有形之血不能速生，而无形之气所当急固，所以不先补血而先补气，用大量健脾益气之品扶助正气；脾肾亏虚多致下元虚冷，故用干姜、肉桂温振肾阳。脾土得肾阳温煦，生化气血功能健旺，统摄气血功能恢复，同时血得温则行，瘀血得去，新血归经，故能止血。

断红是止崩漏的经外奇穴，可使经气相通，针感上行至肩，经气通畅而升提，患者自觉有气直窜至肘，顺经气而回，经气得回则血止，加强止血之力。隐白为脾经井穴，大敦为肝经井穴，井穴可交通阴阳，促进气血运行。大敦可泻肝木以防克伐脾土，艾灸隐白、大敦共奏收敛止血之功。

二十二、刁本恕治疗围绝经期崩漏经验

（一）经验要点

耳穴配合中药；急性期清热益气止血，止血后补肾填精。

（二）思路和操作方法

刁本恕认为女性在绝经前后，肾精渐衰，天癸渐绝，冲任二脉空虚，精血不足，脏腑失于濡养，功能失调，故经来无期，量多或淋漓不尽，导致崩漏。在治疗上要重视补肾，调理阴阳，形成肾气–天癸–冲任–胞宫调节轴，使月经以时而下。临床应用耳针配合中药治疗崩漏，实践证明比单一应用耳针或单一应用中药疗效更佳。耳穴贴压配合中药治疗，针药并用，可起到同效相须的作用，除保证基本针刺和中药疗效外，还可异效互补。选用内分泌、垂体、肾上腺、子宫、附件等穴，起到调理月经的作用，同时应用中药调理肾阴肾阳。经后期是阴长阳消期，行经后子宫血海空虚，阴血不足，需要调补，其主要治法在于补肾滋阴，填精益肾，以促进卵泡发育和雌激素分泌，改善宫颈黏液质量，从而使月经周期及色、量转归正常。

（三）医案验案

苏某，女，40岁。

主诉：月经淋漓不尽半月。

患者1个月前劳累后致头晕耳鸣，腰膝酸软，五心烦热。自服六味地黄丸，自觉症状时轻时重，未引起注意。半月前来月经，量较多，色红，质黏稠，有少许血块，5日后，经量减少，但仍淋漓不断，持续半月。现仍自觉头晕耳鸣，腰膝酸软，五心烦热，体乏无力较前加重。舌淡胖，质红，脉细数无力。

辨证：肾阴虚证。

耳穴选取及治疗：内分泌，子宫，附件，垂体，肾上腺。将王不留行籽贴压于耳穴，每日按压3次，每次约15min，使穴位有酸麻胀痛感。10日为1个疗程，经期休息，共治疗3个疗程。

急性期中药：白茅根100g，仙鹤草60g，女贞子30g，墨旱莲30g，黄芪100g，红参须100g，阿胶30g（烊化），阿胶珠30g，生地黄30g，生地黄炭30g，大蓟30g，小蓟30g，地榆炭30g，杜仲100g，棕榈炭30g，山茱萸30g，白芍30g，茜草30g。每日1剂，水煎服，出血期每日连服。

止血后中药：山茱萸30g，女贞子30g，菟丝子30g，墨旱莲30g，当归头30g，熟地黄30g，白芍30g，杜仲30g，黄芪100g，红参须30g，山药30g。每2日1剂，水煎服，连服30日。经治疗后患者恢复正常。

按：患者年近七七，肾阴不足，内火虚炽，热伏冲任，迫血妄行，故月经淋漓不尽，量多色红；肾阴不足，精血衰少，不能上荣于窍，故头晕耳鸣；精亏血少，不能濡养腰府，故腰膝酸软；阴虚内热，故五心烦热，舌淡胖，质红，脉细数无力。《灵枢》："耳者，宗脉之所聚"，"肾气通于耳，肾和则耳能闻音矣。"耳穴内分泌、垂体、肾上腺、子宫、附件等具有调理月经的作用，同时运用中药调理。急性期出血严重时，急则治其标，以清热止血、益气摄血为主，辅以补肾益精；经后期阴长阳消，且血海空虚，故血止后以补肾填精、滋阴养血为主，辅以益气。气血调和，阴平阳秘，则血止恢复。

二十三、杨丹红治疗围绝经期盆底疾病经验

（一）经验要点

以整体观为原则，辨病与辨证结合；运用长针透刺，如维道向中极透刺，在古代提气手法的基础上结合搓法，辅以电针疗法和艾灸。

（二）思路和操作方法

杨丹红认为本病可归属于中医学"遗溺""阴挺""遗矢"等范畴，症候多端，表现各异。本病可分为肾气不固、脾虚气陷、肝气郁结等类型，分别治以益肾固气、健脾举陷、疏肝理气，以百会、气海、关元、中极、维道为基础方。①肾气不固：常以"遗溺"为重，常伴有阳虚之症，如气短自汗，倦怠无力，腰膝酸软，尿后不尽，舌淡，脉细弱。治应固肾缩尿，托气升阳，配穴取肾俞、命门、足三里。②脾虚气陷：常以"阴挺""脱肛"为主症，兼见脘腹、肛门坠胀，少气懒言，易困易乏，舌淡苔白，脉缓弱。治应补中益气，升阳举陷，配穴取脾俞、足三里、天枢。③肝气郁结：常见"阴挺""便秘"等症，兼见胸胁、小腹胀痛，情志抑郁，性欲减退，便秘，舌红，脉弦。治应疏肝解郁，调畅气机，配穴取肝俞、太冲。百会为各经脉气汇聚之处，可调节全身气机，具有升阳举陷之功；气海、关元、中极属任脉，为调理冲任的要穴；维道为足少阳带脉之会，可调理冲任、带脉之气血。

提气法由提插、捻转、提针等手法结合，《针灸大成》中记载了具体的操作方法："提针从阴微捻提……似觉气至，微拈轻提其针，使针下经络气爽。"杨丹红在古代提气手法的基础上结合搓法和电针疗法，操作时采用长针透刺，首先用3寸长针由两侧维道向中极透刺，继用搓法将针向内捻紧，再向外抽提数次得气，然后用电针治疗仪分别跨接双侧维道、中极，采用疏密波，频率2/100Hz，强度以患者接受为度，治疗时间30min，隔日治疗1次，每周治疗3次，10次为1个疗程。

（三）医案验案

患者，女，55岁。

主诉：不自主漏尿伴下腹坠胀1年余。

患者1年余前劳累后出现不自主漏尿，咳嗽或用力时多发，同时伴有下腹部坠胀，未予重视，1年来反复发作。患者经阴道分娩产有2女，自产后常感腰酸，易乏。既往月经量少，周期规律，53岁绝经，绝经以来夜尿增多。平素大便溏，每日1行，纳差，寐尚可，舌淡苔白，边有齿痕，脉沉细。妇科检查：阴道前壁轻度膨出，宫颈距处女膜缘约2cm，压力诱发试验阳性，盆底功能障碍问卷（PFDI-20）评分为66.7分。

诊断：压力性尿失禁。

辨证：脾肾两虚。

针刺取穴及治疗：取气海、关元、中极、维道、百会为主穴，配穴为肾俞、脾俞、命门、会阳、足三里、天枢。患者取仰卧位，用3寸长针由两侧维道向中极透刺，继用搓法将针向内捻紧，再向外抽提数次至得气，余穴平补平泻后留针，以电针接双侧维道、中极，采用疏密波，频率2/100Hz，强度以患者接受为度，时间30min。出针后取俯卧位，针刺脾俞、命门、会阳、肾俞，灸双侧肾俞各1壮。隔日治疗1次，每周治疗3次。

二诊，自诉漏尿次数较前明显减少，下腹坠胀减轻，平素乏力、腰酸好转。

三诊，诉近日仅在用力咳嗽及运动时有少量漏尿，下腹偶有坠胀感，胃纳可，夜尿次数减少，至多1次。连续治疗3个月，诉无不自主漏尿，无下腹部坠胀感，压力诱发试验阴性，阴道前壁膨出部位回升，宫颈距处女膜缘大于4cm，PFDI-20评分为16.7分。后患者继续巩固治疗1个月，情况稳定。3个月后电话随访，诉未再次复发。

按：本例患者为脾肾两虚，平素脾气虚弱，至围绝经期，肾气渐亏，致肾阳失于温煦固摄，中气下陷无力升举，故兼有遗溺，小腹坠胀，便溏等症。针灸治疗以益肾固气，健脾举陷为原则，主穴选取气海、关元、中极等任脉穴位，补肾培元，调理冲任。维道调理带脉、冲任之气血；百会位于巅顶，为诸脉之会，可调节全身气机，升阳举陷。考虑该患者素体脾虚，肾阳不足，故取脾俞、足三里、天枢健脾举陷，肾俞、命门、会阳补肾温阳利水，同时灸双侧肾俞各1壮，手法上予提气法加穴位透刺，强调升提脾肾之气机，配合电针疗法加强刺激，达到升阳举陷之功。

二十四、其他针灸治疗围绝经期综合征验案

（一）针刺背俞穴治疗围绝经期综合征案

患者，女，48岁。

主诉：月经后期3年。

患者3年前因与同事争吵，情志过激，随后出现头晕失眠，健忘，月经周期逐渐错后，月经量少色暗，有血块，曾服中药、西药后好转。6个月前停经，出现头晕失眠，伴有背痛，腹胀纳呆，口服阿普唑仑片方可入睡。现患者面色晦暗，无光泽。查体：背部第3胸椎（T_3）至第12胸椎（T_{12}）节段左侧有一条条索状阳性反应物（相当于膀胱经第1侧线位置上），心肺腹部检查未见异常。

辨证：肝郁气滞。

针刺选穴及治疗：主穴为肺俞、心俞、肝俞、脾俞、肾俞、膈俞，配穴为太冲、太溪、足三里。先取俯卧位，针刺五脏背俞穴加膈俞，手法以平补平泻为主，针感以患者出现酸麻胀感为佳，中等强度刺激，留针20min，期间行针1次；再取仰卧位，针刺太冲、太溪、足三里，留针时间同前。每日治疗1次。

治疗2次后症状减轻，10次后主要症状消失，面色红润，精神振奋，身体康复。继治5次以巩固疗效，后痊愈，半年后随访无复发。

（二）针刺流注八穴治疗围绝经期综合征案

杨某，女，45岁。

主诉：心悸、心慌1年。

近1年来，患者常感心悸、心慌，胆怯恐惧。伴有头晕乏力，胸闷气短，失眠多梦，情绪不安，烦躁易怒，面部烘热，动辄出汗，口干。停经5个月。舌淡红、苔薄白，脉弦细。辅助检查：心电图、彩超等未发现异常。

辨证：肝肾阴虚，肝阳偏亢，心肾不交。

针刺选穴及治疗：主穴为列缺、后溪、内关、公孙、照海、天枢，配穴为神门、百会、合谷、复溜、太冲、太溪。每次取一侧上肢的列缺、内关、后溪与另一侧下肢的公孙、照海，天枢取双侧，两侧交替。主穴只补不泻，配穴随症补泻，留针30min，期间行针2~3次。隔日治疗1次，10次为1个疗程。第2疗程结束后，告愈。

（三）腹针治疗围绝经期综合征案

张某，女，48岁。

主诉：月经不调2年。

患者2年前开始出现月经不调，伴烘热汗出，畏风畏冷，虚烦难寐，偶有头痛头晕，身疲，腰酸腿软，纳差，心情焦虑。经诊治疗效不显。刻下：舌红，少苔，脉弦细。经查体，血压正常，面色无华，皮肤黏膜无黄染，五官无异常，两肺呼吸音清晰，腹部未触及包块。辅助检查：心电图提示正常心电图，肝肾功能、血糖、血脂均正常。

诊断：围绝经期综合征。

针刺选穴及治疗：腹针。引气归原，取中脘、下脘、气海、关元；腹四关，取双侧滑肉门、双侧外陵；另配以气穴、关元、大横。常规针刺，不用提插捻转等手法，配合照射特定电磁波灯（TDP灯），留针30min。每周治疗3次，10次为

1个疗程，疗程之间休息2日。

经10次治疗，患者自觉精神好转，食欲增强，汗出减少，夜能入睡，但仍觉轻微烦躁，偶有头痛，腰部酸软无力。配合心理疗法继续治疗15次。后诸症皆大减，患者精神明显好转，精力充沛，面色红润，心情愉悦。随访半年未见复发。

（四）腕踝针治疗围绝经期综合征案

患者，女，50岁。

主诉：月经经期延长1年余。

近1年来每次行经时间长，淋漓不尽，持续约半个月左右，经量时多时少，伴头晕耳鸣，阵发性全身烘热汗出，腰膝酸软，烦躁易怒，情绪易波动，心慌、失眠多梦，大小便正常。舌质暗红，苔少，脉细数。辅助检查：妇科检查未见明显异常。

辨证：肾阴亏虚。

针刺选穴及治疗：双侧上1、下1。以押手固定进针点的下部，右手拇指在下，食指、中指在上夹持针柄，以1寸毫针朝向近心端，与皮肤呈15°~30°角快速刺入皮下。以针下松软为宜，不捻转提插，针刺部位以患者自觉有酸、麻、胀、痛、重感为宜，留针30min。每日治疗1次，7次为1个疗程，疗程间休息1周。

1个疗程后，患者即感觉头晕耳鸣、烘热汗出、心烦易怒、失眠多梦等症状减轻。继续治疗1个疗程后，患者诉月经经期恢复正常，无淋漓不尽，余症基本消失。因患者处于围绝经期，月经不规律属于正常生理现象，若不影响生活工作，无需治疗。后随访3个月，未再复发。

（五）直接灸治疗围绝经期综合征案

马某，女，50岁。

主诉：停经后周身不适数年。

患者停经数年余，平素常有，头晕泛恶，心烦懊恼，纳呆乏力，畏寒肢冷。苔厚白腻，脉细弱。

艾灸选穴及治疗：取命门穴。使用化脓灸，将麦粒大小的艾绒置于命门上，点燃施灸，灸9壮，灸后用胶布将灸创封好，等待化脓，每日更换胶布1~2次，直到自然收口。

5日后复诊，灸口处虽未化脓，但患者精神气爽，畏寒乏力及头晕泛恶已明显减轻，舌苔已转薄白。

（六）耳穴贴压治疗围绝经期综合征案

程某，女，49岁。

主诉：经期紊乱，心烦易怒近2年。

月经量时多时少，心悸健忘，头晕耳鸣，腰膝酸软，夜寐欠佳。舌红少苔，脉弦细数。辅助检查：排除心血管、生殖器官等疾患。

辨证：肝肾阴虚，肝气郁结。

选穴及治疗：耳穴取心、肝、肾、神门、内分泌、卵巢、皮质下、屏间。用探针或火柴梗在穴区探寻敏感点，每次取单侧耳穴，两侧耳穴轮流使用。用王不留行籽贴压，每日按压3~4次，1周后更换。10周为1个疗程。

经6周治疗后，诸症明显减轻。继治1周，诸症悉除而愈。随访2年未复发。

（七）毫针结合火针治疗围绝经期综合征案

倪某，女，48岁。

主诉：月经周期紊乱半年余。

患者半年来月经周期紊乱，月经色淡，量忽多忽少。伴面色晦暗，头晕痛，夜寐不安，记忆力欠佳。腰疼阴坠，四肢厥冷，纳呆心悸，烦躁欲哭，胸中阻窒不舒，乏力。大便溏薄，尿失禁，舌淡苔薄，脉虚无力。曾服用阿米替林、黛力新等，并服用中药汤剂半年多，效果不佳。

辨证：脾肾阳虚。

选穴及治疗：先用平补平泻法针刺百会、神门、足三里、三阴交，再用温针灸施于关元、气海，隔日治疗1次。火针点刺，取肾俞、脾俞、心俞、命门，每周治疗2次。以上治疗均8周为1个疗程，连续治疗3个疗程。经3个疗程，临床痊愈。半年后随访无复发。

（八）针刺结合拔罐治疗围绝经期综合征案

患者，女，52岁。

主诉：阵发性潮热2月余。

患者半年前绝经，近2个月出现阵发性潮热，伴心慌汗出，头晕，失眠，烦躁，疲乏，肢体麻木。经多家医院诊治均未发现器质性病变。曾服用谷维素、丹参滴丸、维生素E和中药汤剂，效果不佳。辅助检查：心电图正常。

选穴及治疗：主穴为百会、大椎、三阴交，配穴为内关、太冲。百会向后进针1寸，平补平泻；大椎及两侧夹脊穴各进1针，进针后采用泻法，得气后出针，再于大椎3针穴处用大号玻璃罐拔罐10min；取罐后，取三阴交直刺1.5寸，行捻转补法5min；内关、太冲直刺1~1.5寸，行捻转泻法，留针30min。每日治疗1次，12次为1个疗程，疗程间休息5日。

3个疗程后，临床症状全部消失。随访1年未复发。

（九）艾灸结合推拿治疗围绝经期综合征案

蒋某，女，48岁。

主诉：绝经后自发性烘热汗出3个月。

患者已绝经，近3个月自发性烘热汗出，伴五心烦热，急躁易怒，胸部胀闷不舒，睡眠不安。舌质淡红，苔薄黄，脉弦细数。

辨证：肾虚肝郁。

选穴及治疗：阿是穴、心俞、肝俞、脾俞、肾俞、膏肓、中脘、神阙、关元、足三里、三阴交、涌泉、阴郄、复溜、期门、太冲、安眠、三毛。先进行腹部推拿，摩丹田、揉腹、摩腹，点按上脘、中脘、下脘。然后循督脉、膀胱经第1、第2侧线，任脉、腹部及下肢部足少阴肾经、足阳明胃经、足太阴脾经、足厥阴肝经等经脉走行路线，推拿循行路线上的所取穴位，后用艾条施以温和灸。每日治疗1次，7次为1个疗程，疗程之间休息3日。采用上述方法治疗，并进行心理疏导。

经14次治疗后，患者诸症得以缓解，精神清爽。6个疗程后，诸症消失。随访半年，身心状况良好。

（十）耳穴结合穴位注射治疗围绝经期综合征案

闫某，女，48岁。

主诉：绝经后情志抑郁近1年。

患者已绝经半年余，近1年来精神不振，郁闷不乐，悲伤欲哭。近2月来逐渐加重，悲观厌世，有自杀倾向。症见面色无华，心悸健忘，肢倦神疲，头昏眼花，烘热汗出，手足抖动，气短懒言，食欲不振，少寐多梦。舌质淡，苔少，脉濡细。入院后各种理化检查均未见异常。

辨证：心脾两虚。

选穴及治疗：耳穴配合穴位注射。耳穴取内生殖器、内分泌、缘中、肾、肝、卵巢、丘脑。将王不留行籽贴压于耳穴，每日按压3~4次，按压至耳廓发热或有烧灼感为止。两耳交替按压，每周更换1~2次。穴位注射取肾俞、肝俞、膈俞、脾俞、心俞、三阴交、中极、子宫、足三里、太溪。使用丹参注射液配5%当归注射液。注射时针头垂直或斜向进针，进针深度约3~10mm，待患者自觉局部出现酸、麻、胀感后，抽取无回血，缓慢将0.5~2mL药液注入穴位深部，出针后用酒精棉球压迫针孔1~2min。每次取2对穴位，1对背俞穴配1对体穴，交替配穴，隔日治疗1次。以上治疗均10次为1个疗程。

2个疗程后，患者乏力、气短、少寐等症减轻，精神亦较前好，但情绪时好时坏，每遇查房或家属探视时均伤心哭泣。继续治2个疗程，并配合心理治疗，症状明显减轻。继治1个疗程，后痊愈出院。

（十一）穴位贴敷治疗围绝经期综合征案

唐某，女，53岁。

主诉：绝经后阵发性烘热、汗出、心悸半年。

患者于半年前停经，停经后即出现阵发性烘热、面赤、心悸，约1~2min后全身出微汗，症状即渐消失，每日反复发作20余次。伴头晕耳鸣，心烦气短，夜间咽干但不欲饮。情绪不稳，时感悲伤，睡眠欠佳，精神倦怠，难以坚持工作，饮食尚可，二便正常。舌淡嫩红，苔薄而干，脉细数无力。查体：心肺、肝脾、神经系统等检查均无异常。妇科检查：阴道、子宫及附件无异常。雌二醇11.6pg/mL，促黄体生成素115mIU/mL，卵泡刺激素127mIU/mL。

辨证：心肾不足，气阴两虚。

选穴及治疗：第1组为关元、肾俞，第2组为肝俞、太冲，第3组为心俞、气海，第4组为中极、太溪，第5组为三阴交、足三里。将白芥子泥丸置于穴位上，外用胶布贴上固定，敷贴2~4h后局部出现灼热瘙痒感时即除去药丸及胶布，使局部皮肤充血而不破溃，每次选1组穴，依次轮替选用。隔日治疗1次，10次为1个疗程。

患者治疗2次后症状减轻，发作次数减少，精神转好。治疗10次后，诸症基本消失，可回单位上班。治疗12次告愈，1个月后雌二醇28pg/mL，促黄体生成素110mIU/mL，卵泡刺激素98mIU/mL。随访至今未见复发。

（十二）穴位埋线治疗围绝经期综合征案

张某，女，49岁。

主诉：月经先后无定期，伴烘热汗出。

患者月经先后无定期，常烘热汗出。伴多食易饥，甚至夜里仍需进食数次，半年内体重明显增加，时有情志失常，哭笑无常，经妇科、内分泌科检查诊断为围绝经期综合征。

选穴及治疗：心俞、肝俞、脾俞、脊中、中脘等。每次选用4穴，交替使用，双侧穴位均双取。将埋线针刺入穴位，进针至线头近端距皮下5mm，将羊肠线埋入，出针后用棉球压迫针孔，然后用消毒纱布块敷盖针孔。经3次治疗，患者症状消失。1年后随访无复发。

（十三）针刺联合走罐治疗围绝经期综合征案

患者，女，50岁。

主诉：烦躁易怒，失眠多梦，潮热汗出伴双下肢水肿1年。

患者近1年来，月经先后无定期，情绪不稳定，急躁易怒，失眠多梦，记忆力减退，出现阵发性潮热，颜面及双下肢水肿，按之凹陷不起。精神欠佳，每经至时症状加重，并反复发作。既往治疗疗效不显。辅助检查：血、尿常规，电解质，肾功能未见异常，经双肾B超、心电图、乳腺检查等排除心、肾疾病及性器官炎症、肿瘤。

选穴及治疗：百会、关元、肝俞、肾俞、三阴交、太溪、劳宫、内关。常规针刺，三阴交、肝俞平补平泻，余穴均用补法，留针30min，期间每10min行针1次，每日治疗1次，10次为1个疗程，疗程间休息5日。配合背部拔罐：在背部均匀涂抹凡士林或刮痧油，先用闪火法后留罐在大椎处，后自上而下、由内向外沿两侧背俞穴循环走罐，直到皮肤出现潮红及明显瘀斑为止。每3日治疗1次，治疗时间随针刺疗程。经2个疗程后，患者症状全部消失。继治1个疗程，随访1年未见复发。

（十四）穴位注射联合足反射疗法治疗围绝经期综合征案

饶某，女，51岁。

主诉：患者经期不规则1年余，量多，色紫红有块。

患者情绪抑郁，胸胁胀满，喜太息，嗳气频频，烘热汗出，心烦不寐，不思饮食，伴全身肌肉酸痛。舌淡红，苔薄腻，脉弦。足部检查：生殖腺、腹腔神经丛反射区压痛敏感，子宫、卵巢、肝反射区触及条索状物。

选穴及治疗：肾俞、肝俞、膈俞、脾俞、心俞、三阴交、中极、子宫、足三里、太溪。使用复方丹参注射液配5%当归注射液。将针头垂直或斜向刺入

0.2~0.8寸，出现酸胀、麻感后，缓慢将0.5~2mL药液注入穴位，出针后用消毒干棉签压迫针孔1~2min。每次取1对背俞穴配1对体穴，交替配穴，隔日治疗1次，5次为1个疗程。足反射疗法：生殖腺、腹腔神经丛、子宫、肝反射区。在反射区内均匀涂上按摩润滑膏，采用单食指扣拳法、拇指腹按压法、食指刮压法、双指钳法作用于反射区，每次约30~40min。每日治疗1次，10次为1个疗程。

经治疗1个疗程，上述症状减轻。继续治疗至第2个疗程，患者不适症状消失。随访未复发。

（十五）电针治疗围绝经期失眠案

患者，女，54岁。

主诉：失眠2年，加重1个月。

患者2年前停经后出现长期入睡困难，睡眠浅而易醒，醒后觉头晕、神疲乏力，心情烦躁。服用安眠药方可入睡，近1个月症状加重。现患者入睡困难，睡后潮热出汗，多梦易醒，醒后伴头晕、头痛，神疲乏力，五心烦热；易怒，纳差，二便调。面色暗黄，神志略显焦虑，精神不佳；舌质稍红，苔少，脉弦细。

辨证：阴阳不调，肝郁脾虚。

治疗原则：调和阴阳，宁心安神，疏肝健脾，畅达情志。

选穴及治疗：百会、四神聪、神庭、印堂、中脘、关元、本神、内关、神门、天枢、三阴交、太溪、太冲、心俞、膈俞、肝俞、脾俞、肾俞。常规消毒，使用1.5寸针灸针，以上各穴均常规针刺，平补平泻，以得气为度；百会、印堂接一组电针，两面各留针30min。嘱患者平素进行适量运动，清淡饮食，调畅情志。

治疗1次后患者自诉精神好转，睡眠较前改善。继用以上处方，每日治疗1次，6次为1个疗程。4个疗程后患者不服安眠药即可入睡，夜间睡眠时间在6h以上，睡眠深沉，醒后精神较充沛，情绪比较稳定，精神状态明显好转。

（十六）调鬼穴治疗围绝经期失眠案

王某，女，53岁。

主诉：停经后心烦失眠4年余。

患者停经4年，出现面颧红，心烦心悸，入睡困难，易惊醒，睡眠时间短，每晚大约3h。伴五心烦热，潮热汗出，腰膝酸软。舌红体瘦，苔薄黄，脉沉细。

辨证：心肾不交，阴虚火旺。

选穴及治疗：主穴为神庭、上星、大陵、间使、颊车、申脉、行间，配穴为少商、隐白、劳宫、水沟、承浆、风府。留针30min。

经1次治疗，次日患者来诉前晚睡眠好转，心烦心悸明显减少，但仍有惊醒，睡眠时间较短。继续治疗8周，每周治疗5次，诸症皆平。随访半年未复发。

（十七）腹针结合艾灸治疗围绝经期失眠案

患者，女，48岁。

主诉：失眠10年，加重近1年。

患者失眠10年，需长期服用安定，夜间睡眠时间仅能维持2~3h。现有头痛、健忘、多梦、心悸、神疲乏力、耳鸣、腰酸、情志不畅等症状。心电图正常，月经检查正常。舌淡红，少苔，脉细。

辨证：心肾不交。

选穴及治疗：中脘、下脘、气海、关元、水分，配穴神门、三阴交。腹部穴位直刺，待出现轻微阻力时停止进针，施捻转法，不提插。神门直刺0.2~0.5寸，以患者自觉局部出现酸胀或麻电样感向指端放射为宜；三阴交直刺或向悬钟透刺1~1.5寸，以局部、小腿、膝、足底部有酸胀感为宜，留针30min。将艾条置于灸盒内，艾灸神阙30min。以上治疗均每日1次，10次为1个疗程。

经治疗1个疗程后，患者病情好转，自觉症状明显改善，夜间睡眠时间达5~6h。治疗15次后，上述临床症状完全消失，每晚可睡7h。随访半年未复发。

（十八）通督调神加透穴针法治疗围绝经期失眠案

陈某，女，47岁。

主诉：失眠1月余。

患者每晚难寐易醒，时寐时醒，有时每夜只能维持3~4h睡眠。伴有情绪不宁、急躁易怒；头痛，多梦易醒，四肢倦怠，饮食无味，面色萎黄，精神不振；舌暗，苔薄黄，脉沉细。

治则：通督调神，镇静安神。

选穴及治疗：左右神聪透百会、神庭透前神聪、强间透后神聪、安眠、心俞、肝俞、肾俞、神门、申脉、照海。每次针灸必取透穴，其余穴位随症化裁，隔日下午治疗1次，三阴交每晚睡前艾灸5~10min。15次为1个疗程。

经1个疗程后，患者容易入睡，可持续睡4~5h，睡眠质量好转。2个疗程后，每晚睡眠可持续5~6h，精神状态良好，其他伴随症状明显减轻。经3个疗程后，失眠痊愈。半年后电话随访睡眠正常。

（十九）透穴针法治疗围绝经期抑郁症案

患者，女，49岁。

主诉：胸闷不畅、牙关不开3个月。

3个月前，与他人争吵后出现胸闷不畅、牙关不开，并诉之周身有"较劲"感。于1年前经常烘热出汗，失眠，多梦，食纳差，口干，大便干结，性急易怒。面黄，舌质红，苔薄白，脉沉滑。

辨证：肝气郁结。

主穴：通天针、二龙针、催眠术、祛痰术；配穴：口禾髎透口禾髎、风池透风府。通天针：神庭，上星，囟会，前顶，百会；二龙针：曲差，五处，承光，通天；催眠术：神门，阴郄，通里，灵道；祛痰术：鸠尾，中庭，膻中，玉堂，紫宫，华盖，璇玑。上述方式依穴位顺序以一根针依次透穴，均采用补法，留针15~20min。出针后再取坐位，行左侧口禾髎透右侧口禾髎、风池透风府采用补法，不留针。最后平刺第7胸椎1.5寸，用胶布固定针身及针柄，留针24h。每日治疗1次，10次为1个疗程，疗程之间休息7日。

诊后当天患者胸闷明显好转，张口自如。治疗2次后胸闷不畅消失，周身"较劲"感明显好转，自觉胸中气畅疏达，睡眠时长有所增加。经2次治疗后，各种症状基本消失，言语增多，交流自如，睡眠好，食纳增加。继续巩固治疗1次，告愈。

（二十）耳穴治疗围绝经期烘热案

陈某，女，52岁。

主诉：烘热汗出4年。

患者4年前开始出现烘热汗出，每日达数十次，伴失眠。2年前绝经，因丈夫突然去世，诸症加重，常悲痛欲哭，彻夜不眠，恐惧难安，坐卧不宁，常有自杀倾向，故常由家人陪伴。经中、西医多方治疗，效欠佳。

选穴及治疗方法：选用耳穴神门、交感、心、肾、肝、皮质下、缘中、丘脑、卵巢。用耳穴探测仪在耳穴附近寻找良导点或敏感点，用王不留行籽贴压，缘中、丘脑强刺激，余穴弱刺激，每次每穴按压30~50次，每日按压5次。每周贴压2次，两耳交替，10次为1个疗程。

经1次治疗后获效，烘热汗出次数减少，夜间睡眠持续3个多小时，二诊时患者已情绪稳定。1个疗程后烘热汗出症状消失，睡眠每夜可达6h以上，情绪稳定，心情愉快，嘱常去公园锻炼，多与人交流。后又治疗2周巩固疗效。随访1年未复发。

（二十一）针刺结合刺络放血、血府逐瘀汤治疗围绝经期汗出案

李某，52岁。

主诉：停经1年余，汗出症状明显加重近半年余。

患者每遇情绪激动及劳累后汗出明显加重，面红烘热，烦躁，高血压病史3年。皮肤干燥，乏力，耳鸣，尿频。舌质紫暗，有瘀斑，少苔，舌下静脉紫暗粗大，脉弦。西医诊断为神经衰弱、围绝经期综合征，曾自服更年安、六味地黄丸、维尼安及谷维素等药，效果不明显。

辨证：肾阴虚兼血瘀。

选穴及治疗方法：主穴取复溜、阴郄，配穴取血海、三阴交、内关等。施捻转补法1min，留针30min，每周治疗2~3次，10次为1个疗程。刺络放血：膈俞。每周1次，每次放血量约30mL，3次为1个疗程。

处方：当归15g，川芎12g，赤芍15g，白芍15g，生地15g，山茱萸15g，怀牛膝15g，制首乌15g，知母15g，柴胡12g，生龙骨、生牡蛎各20g，浮小麦15g，五味子15g，百合15g，玉竹12g，女贞子15g，墨旱莲15g，炙甘草10g。

服药3剂后，患者汗出明显减少，予前方继服，针灸如前法。1月后告愈。

（二十二）电针结合温针灸治疗围绝经期水肿案

患者，女，51岁。

主诉：双下肢浮肿1月余。

患者1月来双下肢浮肿。伴头晕目眩，心烦多梦，腰膝酸软，潮热盗汗；口渴多饮，小便短赤，大便干结；舌红、舌质开裂，苔少，脉细数。曾口服利尿剂、谷维素等治疗半月余，浮肿未减轻。辅助检查：尿常规、肝肾功能、心电图无异常。

辨证：肝肾阴虚。

选穴及治疗：针刺配合温针灸。取水分、气海、关元、足三里、阴陵泉、三阴交、内关、合谷、血海、太溪、肝俞、肾俞。阴陵泉、足三里平补平泻，接电针，疏密波治疗30min；内关、合谷、血海、三阴交、太溪常规针刺，留针30min，期间每5min行针1次；肝俞、肾俞针刺得气后行提插捻转补法，操作同前。水分、气海、关元温针灸3壮。

经7次治疗后，水肿开始消退。经10次治疗后头晕、腰酸等症状较前减轻。休息2日后再继续治疗10次，水肿完全消退，头晕、腰酸、潮热未再发作，夜寐安，二便调。3个月后随访无复发。

（二十三）针刺夹脊穴和背俞穴治疗围绝经期高血压案

周某，女，52岁。

主诉：头晕、头痛、不寐1个月。

患者闭经2年，高血压1年。近2年经常出现头晕，不寐，多梦，心烦易怒，自汗，胸闷不舒，腰酸背痛，乏力等症状。舌质暗红，舌体略大，苔微黄，脉弦，尺脉无力。心电图示：窦性心动过速。经颅多普勒超声示：左基底动脉血管痉挛，血流速度增快，右侧血流缓慢，神经调节不良。

辨证：肝肾阴虚，肝阳上亢。

选穴及治疗：取第3胸椎至第2腰椎夹脊穴，以及心俞、脾俞、肝俞、肾俞。取夹脊穴，以1.5寸针向脊中线斜刺0.5~1寸，心俞、脾俞、肝俞、肾俞用3寸针沿皮透刺，留针30min，每日治疗1次。

处方：天麻20g，石决明20g，白芍20g，熟地黄20g，牡丹皮20g，茯神20g，百合20g，夜交藤20g，茯苓20g，香附20g，钩藤30g（后下），丹参30g，生龙骨15g（先煎），生牡蛎15g（先煎），磁石15g（先煎），枸杞子15g，山茱萸15g。每日1剂，水煎服。

治疗2周后，患者头晕渐除。继续治疗2周，患者自觉症状消失，血压稳定于130/80mmHg。再用中药处方制成丸药，每次1丸，每日3次，服用1个月以巩固疗效。

（二十四）温针灸结合归脾汤治疗围绝经期高血压案

李某，女，55岁。

主诉：头晕、头痛、不寐1个月。

患者近2年经常出现头晕，伴失眠，多梦，心烦易怒，自汗，胸闷不舒，全身乏力等症状。闭经3年，高血压1年。舌质暗红，舌体略大，苔微黄，脉弦，尺脉无力。查体：血压150/100mmHg；心电图示：窦性心动过速；经颅多普勒超声示：左基底动脉血管痉挛，血流速度增快，右侧血流缓慢，神经调节不良。

辨证：肝肾阴虚。

选穴及治疗：针刺主穴为气海、关元、阴交、三阴交，配穴为太冲、太溪。气海、关元、阴交、三阴交捻转进针，使针感传至会阴部最佳；太冲、太溪行平补平泻法，留针30min。隔日治疗1次，10次为1个疗程。艾灸：气海、关元、阴交、三阴交、神阙。气海、关元、阴交、三阴交行温针灸，将艾条切成长约1cm的艾炷，插入毫针针柄点燃，每穴连灸3壮。神阙行隔盐灸，以食盐填脐，将艾炷点燃并置于盐上，连灸3壮。隔日治疗1次，10次为1个疗程。

归脾汤加减：太子参15g，白术15g，黄芪20g，当归12g，炙甘草6g，茯神20g，远志30g，酸枣仁30g，木香6g，龙眼肉10g，生龙骨30g，生牡蛎30g，龟甲15g，钩藤15g，菊花10g。每日1剂，水煎服。

治疗2周后，患者头晕减轻，血压降至140/95mmHg，以上方加减并配以针灸继续治疗2周，患者自觉症状消失，血压稳定于130/90mmHg。

（二十五）针刺治疗围绝经期久咳案

患者，女，53岁。

主诉：咽喉干痒、间歇性咳嗽，夜间加重2个月。

患者2个月前因外感风寒而出现咳嗽，于当地医院诊治，但疗效不佳，咳嗽频发。查体见咽部微红，面白声低，气短乏力；关脉弦数，尺脉沉细，舌质红，苔薄白。血常规、胸部X线等检查均未见异常。刻诊：咳嗽阵发，夜间加重，自觉喉中有痰，伴轻度咽喉部干痒疼痛。眠差，急躁易怒，便溏，停经4个月余。

辨证：肺阴亏耗。

选穴及治疗：尺泽、列缺、太渊、丰隆、足三里、三阴交、太溪、太冲、解溪。列缺、太渊、太溪、太冲、解溪直刺0.6~0.8寸，尺泽、丰隆、足三里、三阴交直刺1~1.2寸，以得气为度，留针30min。每日治疗1次，连续治疗5次。

经3次治疗后，患者咳嗽频率降低，且咳声有力，咽部干痒、疼痛等不适感基本消失。原针刺方去解溪，加大椎、风门、肺俞助宣表止咳之力。继续治疗2次后咳嗽消失，3周后随访未复发。

（二十六）刃针治疗围绝经期颈椎病案

林某，女，45岁。

主诉：患者心悸、眩晕、颈肩疼痛5年。

患者颈肩疼痛5年，伴潮热多汗、嗜睡、腰膝酸软。舌质红，苔薄白，脉弦。查体：第3~5颈椎棘突两侧软组织异常改变。X线：第4~5颈椎棘突左歪。

选穴及治疗：主穴为中脘、天枢、水分、足三里、三阴交、上巨虚，第3~5颈椎棘突。以刃针在第3~5颈椎棘突附近切割病变组织，手法复位以闻及复位响声为度。每周治疗1次。

中成药：逍遥丸，每次8g，每日3次，服用2周。

刃针治疗8次后复查，无不适主诉。

（二十七）针刺结合艾灸治疗围绝经期腰痛案

患者，女，53岁。

主诉：腰脊酸痛、颈背畏寒数年，加重月余。

患者素有腰脊酸痛，颈背板滞，畏寒时作，现加重月余。伴腰脊疼痛、痛引颈背。纳呆、腹胀、便溏，舌胖边有齿痕，苔白腻，脉细沉。

辨证：脾肾阳虚。

选穴及治疗：主穴取中脘、下脘、气海、关元，配穴取阳陵泉、悬钟。选取规格0.25mm×40mm的毫针，常规皮肤消毒，主穴直刺，缓慢进针至地部，当针下有轻微阻力时停止进针，轻微捻转针体，不做提插；配穴常规针刺，得气后行补法。留针30min，起针后点刺大椎、至阳、命门。以上治疗均隔日1次，10次为1个疗程。

3个疗程后，患者腰脊酸痛感明显缓解。背部恶风、周身疼痛、活动欠利等症状基本消失。

（二十八）针灸治疗围绝经期泄泻案

患者，女，42岁。

主诉：便溏半年。

自诉近半年来大便溏薄，甚或水泻，以经期为甚，且经期腹部冷痛明显。伴月经周期紊乱，月经量渐趋减少；面色萎黄，四肢乏力，浮肿腹胀，腰膝酸软，畏寒肢冷；舌淡，苔白，脉沉迟。

辨证：脾肾阳虚。

选穴及治疗：主穴取中脘、下脘、气海、关元，配穴取带脉、足三里、下巨虚、太冲、肾俞、命门。选取规格0.25mm×40mm的毫针，常规皮肤消毒，主穴直刺进针，缓慢进针至地部，当针下有轻微阻力时停止进针，轻微捻转针体，不做提插；配穴单手进针，得气后行补法。留针30min。起针后点刺肾俞、命门。腹部铺好纱布，取艾灸盒内置2~3枚直径约2cm、高约2cm的艾炷，以神阙为中心，使灸盒覆盖下脘、天枢、气海等穴，待灸完后再放置2~3枚艾炷，灸完后即治疗结束。以上治疗均隔日1次，10次1疗程。

经治疗3个疗程后，月经期恢复正常，经期腹部冷痛及大便溏泄已缓解，其他伴随症状有改善。建议少食寒凉生冷之物，避免腹部受寒，平时常自行艾灸神阙和足三里，以巩固疗效。

（二十九）董氏奇穴治疗围绝经期崩漏案

患者，女，41岁。

主诉：经期延长、淋漓不尽30余日。

患者30余日来阴道出血不止，出血量时多时少，有血块。畏寒，乏力，面色㿠白，纳食欠佳。口唇色暗，舌淡，苔薄白，脉沉。查体：足内踝然骨穴附近有瘀络。

辨证：肾虚血瘀。

选穴及治疗：妇科穴、还巢穴。两穴左右交替使用，即左妇科穴配右还巢穴，右妇科穴配左还巢穴，贴骨进针。妇科穴应用"倒马针法"，即两针或三针并列，留针30min，隔日治疗1次。然骨穴附近的瘀络予点刺放血，以流出少量黑血为度。

治疗1次后，患者阴道出血量减少。第2次仅针刺妇科穴、还巢穴，并嘱调畅情志、忌冷食，次日血止。半年后随访，诉未再复发。

（三十）艾灸治疗围绝经期崩漏案

黄某，女，48岁。

主诉：经血非时而下，出血量多12年，加重半年。

患者12年前因无明显诱因出现停经，后经血非时而下，量大如崩，色暗，有血块，淋漓不尽，白带清稀如水，确诊为无排卵型异常子宫出血，予刮宫术与口服达英–35治疗，效可。现患者经血非时而下，出血量多，色淡，无血块，淋漓不尽。畏寒肢冷，纳可，多梦，小便可，大便稀溏，面色晦暗。舌淡，苔薄白，脉沉弱。

辨证：肾阳虚证。

选穴及治疗：任脉中脘至关元，足少阴肾经阴都到大赫，足阳明胃经梁门到水道。将附子、党参、山药等中药研磨成细粉，取生姜2kg打成泥状。用棉球将取穴处自上而下消毒3遍后，再用棉球蘸姜汁如法涂擦取穴处3遍，将药物细粉在施灸部位均匀撒成5mm宽的细条状，并覆盖桑皮纸，将姜泥均匀铺于桑皮纸上，用指腹在姜泥中央压出宽5mm、深1cm的凹槽，将艾绒搓成梭形艾炷，以首尾紧密相连的形式置于凹槽内，同时点燃艾炷的上、中、下三点，待完全燃烧，再加第2壮，共灸3壮。每月治疗2次，6次为1个疗程。

3个疗程后，患者月经周期、经期、经量恢复正常，电话随访1年，月经正常。

（三十一）点线灸治疗围绝经期崩漏案

刘某，女，52岁。

患者诉两年前开始，月经期前5天量多，5天后阴道流血淋漓不尽，20余日方尽。经妇产科诊断性刮宫，诊为子宫内膜增生，经治疗好转。近3个月复发，治疗无缓解。阴道流血淋漓不尽，色淡红，量不多，伴腰膝酸软，面色苍白，倦怠乏力，小便清长；舌淡，苔薄白，脉细无力。

辨证：肾气亏虚，冲任失调。

选穴及治疗：百会、脐中四边、梁丘、阳陵泉、涌泉。使用药线点灸，以食、拇指持药线的一端，并露出线头1~2cm，将露出的线端在酒精灯上点燃，如有火焰必须吹灭，只需线头燃着即可，将燃烧端对准穴位，顺应腕和拇指的屈曲动作，将燃烧端直接点按于穴位上，一按火灭即起为1壮，采用梅花形灸法，即取穴位及距穴位5mm处等距的四穴，依次点灸。每日1次，10次为1个疗程，疗程之间休息2日。

经2次治疗后，出血量减少。治疗6次后，血止。经治疗1个疗程，休息2日后再巩固治疗1个疗程。随访3月未再复发。

（三十二）电针八髎穴治疗围绝经期压力性尿失禁案

姜某，女，48岁。

主诉：压力性尿失禁4年余，加重半年。

患者诉4年前出现咳嗽或大笑时尿失禁，当时未经治疗。近半年症状加重，行走时亦会出现不自觉漏尿，每周出现4~5次，量少，夜尿频，无尿急尿痛；排便费力，需借助开塞露排便，便稀时有漏便。伴神疲乏力，畏寒肢冷，舌淡胖有齿痕，苔白微腻，脉沉。查体示：肛管张力降低，收缩力减弱，提肛时肛直角变化小，伴直肠前壁囊状突起。肛管直肠压力测定提示盆底松弛综合征。

辨证：脾肾阳虚。

选穴及治疗：主穴为次髎、中髎、下髎、会阳、大肠俞、肾俞、脾俞、太溪、百会、中脘、气海、关元、三阴交、列缺、照海。次髎、中髎、下髎、会阳用3寸针深刺，使针感向会阴部传导；次髎、中髎加用电针，疏密波，电流大小以患者耐受为度，留针30min，患者可配合电针做凯格尔运动。肾俞穴加隔姜灸，灸6壮。以上每周治疗2~3次，10次为1个疗程。

1个疗程后患者漏尿次数和漏尿量明显减少，乏力和畏寒改善；2个疗程后，跳动时偶有漏尿，约2~3周出现1次。嘱患者坚持行凯格尔运动，以巩固疗效。

（三十三）针刺联合舌针治疗围绝经期失眠案

患者，女，56岁。

主诉：入睡困难伴多梦易醒8月余。

患者8月前发现月经周期明显改变，经量变少，色暗，经期平均为3天。之后开始出现入睡困难，睡眠较浅，多梦易醒，入睡困难，夜间睡眠平均总时长不超过4小时，服用艾司唑仑后睡眠时间延长。偶有心悸，日间头昏乏力明显，兼见潮热汗出，口苦，情绪多变。刻下：疲劳，乏力，已停服艾司唑仑1周，夜间入睡困难；潮热甚，时有情绪低落，伴口苦，多饮，饮食正常；夜间小便多，大便调；舌边尖红，苔薄白，有裂纹，脉细数。检查：女性绝经期自测表（Kupperman改良评分）评分为18分。匹兹堡睡眠质量指数量表（PSQI）评分为15分。性激素检查：雌二醇9.45pg/mL，促黄体生成素29.45mIU/mL，卵泡刺激素39.09mIU/mL。

辨证：阴虚火旺。

选穴及治疗：体针取穴百会、印堂、太阳、安眠、神门、人中、中脘、下脘、气海、关元、大横、三阴交；舌针取穴：心、肝、脾、肾。体针留针30min，期间每10min行针1次；舌针针刺时，嘱患者自然伸舌，将同样规格的毫针在穴位上进针1~2分，进针后左右小幅度捻转3次，快速出针，不留针，以不出血为度。

经10次治疗后，患者自诉入睡时间减少，白天疲劳感减少，情绪好转。经15次治疗后，夜间睡眠时间维持在6h左右，无多梦易醒，白天精神充足，无疲劳乏力感。继续治疗5次，巩固疗效。复测Kupperman改良评分为9分，PSQI评分为1分。性激素复查：雌二醇216.22pg/mL，促黄体生成素37.65mIU/mL，卵泡刺激素20.22mIU/mL。

（三十四）艾灸联合中药治疗围绝经期干眼症案

周某，女，49岁。

主诉：双眼干涩畏光流泪1年。

患者1年前无明显诱因出现双眼干涩，畏光流泪，偶有异物感，无眼痛及视力下降，自行使用玻璃酸钠滴眼液、妥布霉素滴眼液后缓解。之后病情反复，时轻时重。刻下：双眼干涩，畏光流泪，眼红，伴分泌物增多，偶有疲劳及异物感。行经不规律3个月，口干，神疲乏力，腰膝酸软，烘热汗出，夜寐欠安，纳食尚可。二便调，舌淡红，脉细。眼科检查：视力右眼1.0，左眼1.0；双眼眼睑皮肤无红肿，无倒睫，睑板腺开口处隆起，轻挤压有分泌物溢出，双眼球结膜充血（+），角膜透明，角膜荧光染色（+），呈少量、点状散在分布；泪膜破裂时间（BUT）：右眼5s，左眼5s；泪液分泌实验（Schirmer test）5mm/5min。

辨证：肝肾亏虚。

四物五子汤加减：熟地黄30g，川芎20g，白芍15g，墨旱莲15g，枸杞子12g（酒蒸），酸枣仁12g，炒薏苡仁12g，炒柏子仁12g，当归12g，茯苓12g，菟丝子10g，女贞子10g，覆盆子9g，车前子9g，地肤子6g。每日1剂，水煎，分2次早晚服用，共7剂。

选穴及治疗：使用雷火灸，药用艾叶、桂枝、广藿香、香附、丹参等。取穴：睛明、四白、攒竹、鱼腰、童子髎、太阳、耳门、翳风。患者取坐位，头直立闭目，首先在额头行回旋灸，回旋往复约30次，以皮肤微红为度。其次分别于双眼部位进行顺时针方向的旋转灸，旋转30圈。再次于眼周穴位进行雀啄灸，可结合穴位按摩，双眼共灸60次。最后于耳周穴位及合谷行雀啄灸和穴位按摩，共60次。整个灸疗过程约10min。雷火灸后给予睑板腺按摩。

外用玻璃酸钠滴眼液，每日5次。保持眼部清洁，避免风沙烟尘刺激，清淡饮食，适当运动，保证充足睡眠。

二诊：患者眼部不适症状缓解，因家中琐事偶感心烦，汗出，大便干，舌质红、苔薄白，脉弦细。上方加连翘、郁金、栀子清心火，柴胡、香附、薄荷疏肝解郁，继续予雷火灸及睑板腺按摩。继用玻璃酸钠滴眼液。

三诊：患者自述眼部不适症状基本消失。眼科检查：双眼眼睑皮肤无红肿，无倒睫，双眼结膜无充血，角膜透明，角膜荧光染色（－）；BUT：右眼8s，左眼7s；泪液分泌实验9mm/5min。二诊方中去连翘、香附、柏子仁、薄荷，加生地黄、麦冬、黄芪、党参。继用玻璃酸钠滴眼液。经治疗3个月后，患者双眼干涩、异物感基本消失。BUT提高到右眼8s，左眼9s。

（三十五）针刺治疗围绝经期慢性荨麻疹案

患者，女，53岁。

主诉：皮肤瘙痒5个月。

患者自诉20年前自生产后开始出现皮肤瘙痒，2018年夏天瘙痒逐渐严重，并出现淡红色风团，在每晚盖上被子后或洗浴后加重，以四肢最为明显，数小时后消退，患者未接受任何系统治疗。刻下：患者体型瘦小，面色萎黄，四肢皮肤松弛干燥，抓痕显见，皮肤未见有明显的风团痕迹，双下肢小腿皮肤内外侧见褐色斑。心烦易怒，纳可，四肢易发凉，近来睡眠质量欠佳，已停经2个月，二便正常。舌尖红，舌边有齿印，苔白微厚，脉滑而细弱。

辨证：血虚风燥，脾虚夹湿。

选穴及治疗：主穴使用曲池、足三里、血海；配穴使用合谷、阴陵泉、三阴交、太冲。患者取仰卧位，常规消毒后，曲池、合谷、太冲进针0.6~0.8寸，足三里、阴陵泉、三阴交进针0.8~1寸，得气后平补平泻，留针30min。隔日治疗1次，10次为1个疗程。嘱患者放松心情，忌食生冷，饮食宜清淡。

经治疗5次后，患者自诉洗浴后仍有轻微瘙痒，睡眠质量有所改善。为巩固疗效，守方治疗1个疗程，疗程结束后诸症悉除，随访后再无复发。

（三十六）穴位注射联合中药治疗围绝经期耳鸣案

费某，女，51岁。

主诉：双耳耳鸣伴轻度听力下降2年余。

患者诉2年前月经紊乱，半年前停经。期间开始出现双耳耳鸣，鸣声如蝉或轰轰然，夜间尤甚，影响睡眠，心情烦躁。遂到上海某专科医院就诊，耳颞部CT平扫未见异常，诊断为神经性耳鸣，经输液、药物治疗症状没有缓解（多种扩张血管、营养神经药物，具体不详）。刻下：双耳持续性耳鸣，鸣声如蝉或如金属音，伴听力轻度下降。睡眠极差，入睡困难，睡后易醒，醒后难入睡，梦多，心情烦躁，情绪不稳，时有头晕及颞部疼痛。腰背酸疼，食欲不振，易疲劳，午后潮热，两便如常，舌淡红苔薄，边有齿痕，脉弱。

辨证：肝肾亏虚，气阴不足。

选穴及治疗：翳风。先嘱患者端坐于治疗椅上，局部酒精消毒，进针深度0.5~0.8cm，进针后缓慢提插至有酸胀感，不可作大幅度的提插捻转，避开面神经，回抽无血后缓缓注射腺苷钴胺1.5mg、盐酸消旋山莨菪碱1mL混合药液，每周1次。

中成药：甜梦胶囊，每次3粒，每日2次，分别于上午8时和夜间8时用温开水吞服。治疗后每4周评价1次疗效。

经治疗4周后，耳鸣症状较前略有改善，变持续性为间歇性，不觉烦躁，偶头晕，无头痛。睡眠稍有改善，入睡较前容易，仍易醒多梦，食欲不振，易于疲劳，午后潮热，两便如常，舌淡红苔薄，边有齿痕，脉细弦。病症稍有改善。经治疗8周后，白天已不觉耳鸣，疲劳后偶有耳鸣，入夜尚耳鸣如蝉，听力明显改善。入睡容易，梦仍纷扰；胃纳尚可，情绪过激时方会潮热；舌淡红苔薄白，脉细。病症明显改善。经治疗12周后，已无耳鸣，听力正常，心情舒畅，寝食安香，病症治愈。

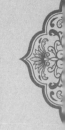

第一节　针灸治疗围绝经期综合征的疗效特点

一、疗效特点总结

对于疗效，我们需要回答3个问题。

1.针灸治疗围绝经期综合征及其相关症状是否有效？

大部分研究认为，针灸对围绝经期综合征症状群有良性调整作用，能明显改善患者临床症状，调整血清性激素水平，提高患者生活质量；但亦有个别研究显示针灸疗效证据不足或无效。

2.针灸与药物比较，是否有优势？

针药结合疗效优于单纯药物治疗，针灸不良反应少，这2点基本得到公认。但单纯针灸与单纯药物治疗比较，结论差异较大；对照药物和测量指标不同，结果不同。针灸干预的远期疗效相关研究较少，需进一步研究。

3.针灸是否具有安慰剂效应？

针灸治疗围绝经期综合征的研究对照组多为假针刺，安慰剂使用较少。有研究发现，针灸虽然有效，但针灸组和安慰剂组治疗前后均有明显差异，说明心理因素还是有一定影响，需进一步观察参与者期望和针灸疗效之间的关系。假针刺多选择非穴位点、假电针和可回缩钝针头。假针刺方法的选择一直是针灸临床研究的关键，需慎重考虑，其对排除针刺安慰剂效应，明确针刺真实疗效有重要意义。

目前针灸治疗围绝经期综合征的临床研究以单中心为主，诊断标准版本不一，干预措施繁多，疗效评价标准参差不齐，因此可比性较差。且部分研究未有具体的随机化步骤，无盲法详细描述，或未提及随访，证据级别较低，不能为针灸治疗围绝经期综合征提供有力的临床医学证据支持，故大部分系统评价都在讨论部分提及"应谨慎对待结论"，尚需开展多中心、大样本、高质量的随机双盲对照试验加以验证。

二、数据挖掘与疗效评价

（一）针灸治疗围绝经期综合征的系统评价

选用建库至今收录于CNKI、万方、维普、Pubmed、Embase、Cochrane Library的针灸治疗围绝经期综合征的系统评价，共检索到20篇文献（如表5-1）。20篇文献中，8篇文献关注围绝经期综合征，12篇为绝经相关临床问题，包括围绝经期睡眠障碍、围绝经期情绪障碍、围绝经期血管舒缩症状和围绝经期骨质疏松。

治疗方法中，治疗组12篇为针灸疗法（含艾灸、火罐、耳穴等多种方法），2篇为电针，5篇为普通针刺，1篇为温针灸；对照组有药物、安慰剂、假针灸、常规护理或空白对照，有1篇为对照方法不限。

20篇系统评价的研究结果中，1篇认为无明显证据证明针灸治疗围绝经期血管舒缩症状有效；2篇为针灸治疗围绝经期综合征及其相关临床问题有效，但证据不充分；17篇认为针灸有效（如图5-1）。针灸与各对照组的疗效比较上略有差异（如图5-2和图5-3）。与西药比较，有6篇认为针灸有效率优于西药，2篇为针灸+西药有效率优于西药，2篇为针灸与激素替代疗效无差异，1篇认为针灸疗效不如激素替代。与中药比较，有1篇为针刺与中药对比无差异，1篇为耳穴按压疗效优于中药。与假针刺和不接受任何干预相比，3篇为针灸优于假针刺或安慰剂，4篇为针灸优于不接受任何治疗，2篇为针灸优于假针刺证据不足，2篇为针灸与假针刺疗效无差异。1篇认为针灸改善部分症状和生活质量较西药好，而对性激素水平调整与西药相当；2篇认为对照药物和测量指标不同，结果不同。对于不良反应，有13篇未提及或未提出结论，其余均为针灸不良反应少于对照组。

表 5-1　针灸治疗围绝经期综合征的系统评价文献

序号	研究者	年份	疾病	文献类型	文献数	病例数	治疗组/对照组	有效性	与对照组的差异	不良反应
1	成晓羚	2018	围绝经期综合征	随机对照试验	6	457	电针/激素替代疗法	有效	无差异	电针不良反应更少
2	赖斌	2017	围绝经期综合征	随机对照试验	40	3022	针灸/西药	有效	针刺+西药总有效率优于西药，但性激素水平无明显差异	针灸不良反应少
3	吴倩	2016	绝经相关症状和生活质量	随机对照试验	10	801	针灸/假针灸、空白对照	有效	针灸优于安慰针刺或未接受任何干预	未提及
4	曹徵良	2015	围绝经期综合征	临床随机或半随机对照试验	28	2446	针灸/对照组方法不限	有效	与对照组相比，针灸可提高总疗效	未提及
5	孙玮	2014	围绝经期综合征	随机对照试验	13	1070	针灸/药物、假针灸、安慰剂	有效	针灸与假针比，有一定优势；与激素相比，优势不明显	未提及
6	张议元	2011	围绝经期综合征	随机对照试验	19	1599	针灸/西药	有效	根据对照药物和测量指标与时间的不同，结果不同	针灸不良反应少
7	Hsiao-Yean Chiu	2015	围绝经期综合征	随机对照试验	12	869	针灸/假针灸、常规护理、空白对照	有效	针刺对潮热频率的影响与假针刺无显著差异，但大于不干预	未下结论
8	Weihan Li	2018	围绝经期综合征	随机对照试验	6	425	针刺/假针刺、常规护理	有效	与针灸相比，针灸可减轻围绝经期相关症状，但证据不充分	未提及

续表

序号	研究者	年份	疾病	文献类型	文献数	病例数	治疗组/对照组	有效性	与对照组的差异	不良反应
9	张光彩	2016	围绝经期睡眠障碍	随机对照试验	8	539	针灸/西药、假针灸、安慰剂、空白对照	有效	针灸有效率优于西药和中药，西药结合；耳穴按压疗效优于中药；针灸疗效优于假针刺	针灸不良事件发生率低于药物
10	张宁	2012	围绝经期睡眠障碍	随机对照试验	11	858	针灸/药物	有效	针刺疗效优于西药，针刺与中药相比无差异；在提高睡眠质量方面，针刺与药物无差异	未提及
11	李声	2019	围绝经期抑郁症状	随机对照试验或在分组方法里提及"随机"	31	2638	针灸/西药	有效	针刺改善绝经抑郁症状、绝经生活质量临床疗效较西药好，改善绝经期综合症状，调节性激素水平疗效与西药相当	未提及
12	王莹莹	2018	围绝经期情绪障碍	随机对照试验	12	1045	针刺、电针/药物	有效	针刺对围绝经期情绪障碍有效率优于药物	针刺不良反应少
13	黄叶飞	2011	围绝经期抑郁症	随机对照试验或在分组方法里提及"随机"	13	1057	针灸/西药	有效	针灸+西药在有效率和痊愈率上都优于单纯西药	针刺+西药不良事件发生率明显少于西药
14	王晓彤	2018	绝经后骨质疏松	随机对照试验或临床对照试验	4	186	温针灸/钙片	有效	温针灸总有效率比钙片高2.65倍	未提及
15	肖丽	2016	绝经后骨质疏松	随机对照试验或临床对照试验	10	957	针灸/药物	有效	针灸治疗绝经后骨质疏松疗效优于药物	未提及

续表

序号	研究者	年份	疾病	文献类型	文献数	病例数	治疗组/对照组	有效性	与对照组的差异	不良反应
16	李胜	2014	绝经后骨质疏松	临床对照试验	9	617	针刺/西药	有效	针灸对绝经后骨质疏松总有效率优于药物	未提及
17	Dodin S	2013	围绝经期潮热	随机对照试验	16	1155	针刺/假针刺、西药、空白对照	没有足够证据表明是否有效	没有证据证明针灸与假针刺对围绝经期血管舒缩症状的影响有显著差异；与不治疗相比，针刺疗效似乎更好，但针刺不如激素替代有效	未提及
18	Deanna Befus	2018	围绝经期血管舒缩症状（VMS）	系统回顾和元分析	7	/	针刺/假针刺、西药、常规护理、空白对照	有效	与空白对照和常规护理相比，针灸可降低VMS频率和严重度，改善患者生活质量；但其与假针刺相比，针灸无差异；与激素替代相比，针灸VMS频率更高，但严重程度无差异	未提及
19	Seung-Hun Cho	2009	围绝经期血管舒缩症状	随机对照试验	11	764	针刺/假针刺、西药	无明确证据证明有效	部分研究表明针灸在减轻血管舒缩症状方面优于药物，但证据不充足	针刺不良反应少
19	Hsiao-Yean Chiu	2019	围绝经期睡眠障碍	随机对照试验	31	2433	针灸/中药、西药、假针刺	有效	无确切对比结论	未下结论

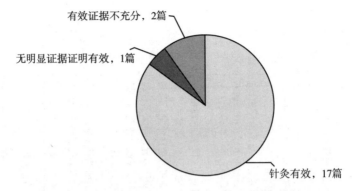

图5-1 20篇针灸治疗围绝经期综合征及其相关临床问题系统评价的疗效概况

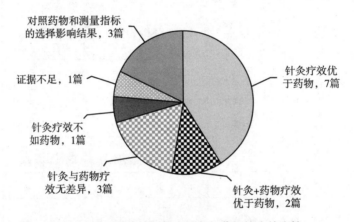

图5-2 20篇系统评价中针灸与药物的疗效比较

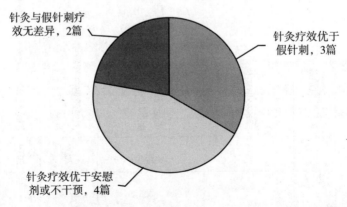

图5-3 20篇系统评价中针灸与假针刺、安慰剂或不干预的疗效比较

（二）针灸治疗围绝经期综合征的多中心、随机盲法对照试验

选用建库至今收录于CNKI、万方、维普和Pubmed、Embase、Cochrane Library针灸治疗围绝经期综合征的文献，研究类型为多中心、随机对照试验、采用盲法，共检索到9篇文献（如表5-2）。

9篇文献中，国内多中心研究6篇，国外多中心研究3篇；5篇关注围绝经期综合征，1篇为绝经期抑郁，3篇为绝经期潮热。治疗方法中，4篇采用电针，1篇为针刺，1篇为耳针，1篇为针刺+耳穴，2篇为相同基线治疗加针刺。对照组中，假电针组2篇，药物组4篇，安慰剂组1篇，护理组2篇。除1篇为个体化治疗，未提及具体穴位外，其余均有明确针灸处方。

9篇文献中，有2篇采用假电针；1篇假针刺组选择双侧3个非穴点，且远离针刺组所选的穴位，采用0.35mm×40mm的钝针，由塑料环和通过双面粘合环与皮肤连接的导管支撑，使用时针头回缩，为插入皮肤提供视觉和物理印象；另1篇则取关元旁、子宫旁、天枢旁、三阴交旁等非穴点。

对于总体疗效，8篇文献提及针灸对围绝经期综合征症状群有良性调整作用，能明显改善患者临床症状，调整血清性激素水平；4篇文献提及针灸可改善患者生活质量；有1篇文献显示针灸似乎不能缓解绝经相关症状和改善性激素水平。

与药物比较，1篇文献显示针灸与西药疗效无差异，1篇结论为针灸疗效优于中成药，1篇文献认为，不同症状针灸疗效不同。对于潮热，针灸效应与激素相当；对于其他症状和生活质量，针灸效应不如激素。1篇文献发现治疗期针灸与药物疗效相当，但随访期针灸具有较好的持续效应，需进一步研究长期效果。

与安慰剂和假针刺相比，1篇文献发现，针灸虽然有效，但针灸组和安慰剂组治疗前后均有明显差异，说明心理因素还是有一定影响的，需进一步观察参与者期望和针灸疗效之间的关系。1篇文献显示，针刺并不优于假针刺，因此假针刺方法的选择至关重要，需慎重考虑。

表5-2 针灸治疗围绝经期综合征的多中心、随机盲法对照试验

序号	作者	疾病	多中心	随机对照	治疗组/对照组	例数	盲法	疗程	随访
1	刘志顺	围绝经期综合征	国内多中心，12家	中央随机	电针组/假电针组	360	有	24次	24周
2	程凯	围绝经期综合征	国内多中心，3家	随机数字	电针组/安慰剂	132	有	10次	无
3	夏晓红	围绝经期综合征	国内多中心，3家	随机编码表	电针组/西药组	175	有	36次	每3个月1次，连续2次
4	孙占玲	围绝经期综合征	国内多中心，3家	分层随机	耳针组/中成药组	276	有	10次	12周
5	秦尔奇	围绝经期综合征	国内多中心，3家	中央随机	针刺+耳穴/西药	159	有	28次	24周
6	李胜	绝经期抑郁征	国内多中心，6家	中央随机	电针组/西药组	242	有	36次	12周
7	Carolyn Ee	绝经期潮热	国外多中心，15家	随机编码表	针刺组/假针刺组	327	有	10次	24周
8	Kun Hyung Kim	绝经期潮热	国外多中心，4家	随机数字	针刺+常规护理/常规护理	175	有	12次	4周
9	Einar Kristian Borud	绝经期潮热	国外多中心，3家	随机数字	针刺+自我护理/自我护理	267	有	10次	无

（三）针灸治疗围绝经期综合征的大样市、随机对照研究举例

1.针灸治疗围绝经期综合征的随机对照研究

刘志顺等将360例患者分为电针组和假电针组，各180例，采用单盲法。电针组取天枢、关元、子宫、三阴交，针刺后加电针，使用频率为10/50Hz的疏密波刺激30min；对照组取关元旁、子宫旁、天枢旁、三阴交旁等非穴点。两组均隔日治疗1次，每周治疗3次，共8周。入组后的9~32周为随访期。

研究表明，在主要结果中，电针组与假电针组均能降低更年期生活质量评分量表（Menopause Rating Scale，MRS）评分，组间差异为1.8分，小于最小临床重要差异值。在次要结果中，第8周、第20周和第32周的平均24小时潮热评分下降显著，但均小于最小临床重要差异值；第8周、第20周和第32周的围绝经期特定生活质量问卷组间差异明显，大于最小临床重要差异值；第8周和第20周，组间卵泡刺激素、黄体生成素、雌二醇水平差异有统计学意义。研究认为8周的电针治疗并不能缓解患者围绝经期综合征的症状，但似乎可改善患者的生活质量，认为未来的研究应侧重于评估电针对有严重围绝经期综合征的女性的疗效，并处理参与者期望和针灸疗效之间的关系。

2.耳针治疗围绝经期综合征多中心临床疗效观察

孙占玲等纳入276例患者，最终脱失21例，脱失率7.6%。耳针组125例，更年安片组130例，采用单盲法。耳针组取双侧耳穴内分泌、交感、神门、内生殖器，针刺后予电针，频率为15Hz，连续波刺激30min；更年安组患者口服更年安片，两组均连续治疗10日。治疗结束3个月后进行回访。

研究表明，耳针可显著降低围绝经期综合征患者的Kupperman指数评分，回访评分虽较治疗后有所升高（P<0.05或P<0.01），但仍较治疗前低，与治疗前比差异有统计学意义。表明耳针可有效改善患者的临床症状，对绝经前期和绝经后期患者，耳针疗法均具有明显疗效，并优于更年安片。

第二节　针灸治疗围绝经期综合征的规律分析

一、治疗规律总结

1.针灸操作多采用1~2种治疗方法，使用频率较高的是：针刺、针刺+中

药、耳穴+中药和针刺+艾灸。

2.腧穴出现频率较高的为：三阴交、关元、百会、肾俞、神门、太冲、太溪、足三里、气海、肝俞、内关、四神聪、心俞、脾俞和中脘。

3.多采用膀胱经、任脉、督脉、脾经和心经腧穴。

4.下肢部取穴最多，其次为腹部、头部和背部。

5.大部分处方无随证/症配穴，主穴数量多在4~10个。

6.腧穴配伍多为：三阴交+神门、三阴交+太溪、三阴交+神门+百会、三阴交+百会+关元、三阴交+太溪+太冲、三阴交+太冲+神门、三阴交+太溪+肾俞、肝俞+脾俞、三阴交+太冲+关元、肝俞+肾俞+脾俞。

7.留针时间多为30min。

8.治疗频率以"每天1次"和"每周2~3次"居多。

9.艾灸多选用：关元、肾俞、神阙、足三里、三阴交、气海、脾俞、涌泉、百会和命门。每次选用1~2个腧穴，悬灸、温针灸和隔药饼灸居多。

10.耳穴多采用耳穴贴压，取穴频次较高为：内分泌、神门、肾、肝、交感、皮质下和心。

二、治疗规律与数据挖掘

选用建库至今收录于CNKI、万方和维普期刊服务平台针灸治疗围绝经期综合征的文献。检索限定词为"绝经""围绝经期"，分别与"针灸""针刺""灸""电针""中药""耳穴""刮痧""火罐""推拿""刺络放血""穴位"等进行模糊组合检索。

（一）针灸治疗文献统计

共采集相关穴方856条，建库后最早文献见于1989年，近5年穴方469条（如图5-4），占全部文献的54.8%。纳入的856条穴方中，随机对照684条，自身对照137条，病例对照6条，队列研究2条，其他对照研究27条。

（二）涉及病名统计

856条穴方中，以"围绝经期综合征"为病名的文献429篇，占50.1%；其他文献关注绝经期相关临床问题，其中绝经期失眠228篇（占26.6%），绝经期情志病86篇（占10.0%），亦涉及绝经期干眼症（16篇）、绝经期肥胖（15篇）、绝经期烘热（14篇）、绝经期异常子宫出血（14篇）、绝经期高血压（10篇）、

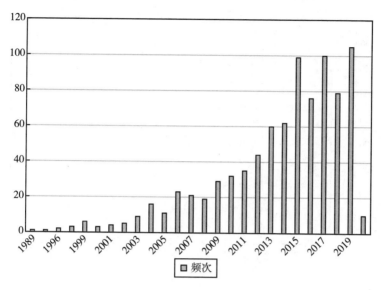

图5-4　针灸治疗文献统计

绝经期脂质代谢异常（6篇）、绝经期压力性尿失禁（4篇）、绝经期尿路感染（4篇）、绝经期水肿（3篇）、绝经期便秘（3篇）、绝经期功能性消化不良（3篇）、绝经期尿道综合征（3篇）、绝经期骨质疏松（2篇）、绝经期心悸（1篇）、绝经期泄泻（1篇）、绝经期关节痛（1篇）、绝经期黄褐斑（1篇）、绝经期颈椎病（1篇）、绝经期糖尿病（1篇）、绝经期颈动脉粥样硬化斑块（1篇）、绝经期腰痛（1篇）、绝经期颈胸关节紊乱（1篇）、绝经期偏头痛（1篇）。基础研究较关注的"针灸治疗绝经期骨质疏松"在临床文献中占比不高。

（三）针灸操作方法统计

856条穴方中，采用单一针灸方法的文献349篇，2种治疗方法组合428篇，3种治疗方法组合69篇，4种治疗方法组合9篇，5种针灸方法组合1篇（如图5-5）。单一针灸方法中，使用频次10次以上的包括：针刺（194次）、耳穴（37次）、艾灸（34次）、穴位埋线（31次）、电针（25次）和穴位贴敷（13次），此外还涉及刮痧、穴位注射、梅花针、镭射和经皮穴位电刺激5种方法（如图5-6）。2种治疗方法组合中，涉及针灸相关治疗23种，其他非针灸疗法19种。2种方法组合中，排前6位的是：针刺+中药（138次）、耳穴+中药（79次）、针刺+艾灸（59次）、针刺+电针（45次）、针刺+耳穴（41次）、针刺+西药（39次）（如图5-7）。

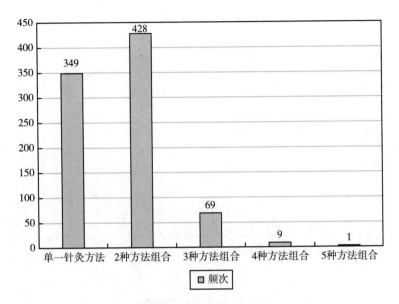

图5-5 治疗方法组合分析

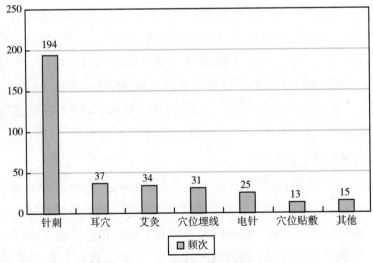

图5-6 单一针灸治疗方法种类分析

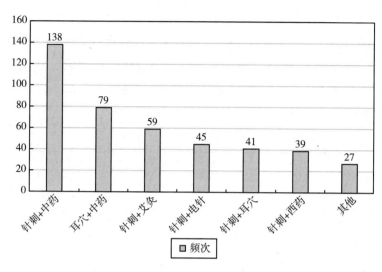

图5-7　2种治疗方法组合种类分析

（四）腧穴应用频次统计

856条穴方中，涉及针灸腧穴200个，其中使用频次排前15位的腧穴包括：三阴交（328次）、关元（231次）、百会（213次）、肾俞（201次）、神门（176次）、太冲（168次）、太溪（147次）、足三里（141次）、气海（123次）、肝俞（122次）、内关（118次）、四神聪（89次）、心俞（80次）、脾俞（73次）和中脘（68次），排前15位的腧穴占总频次的68.3%（如图5-8）。

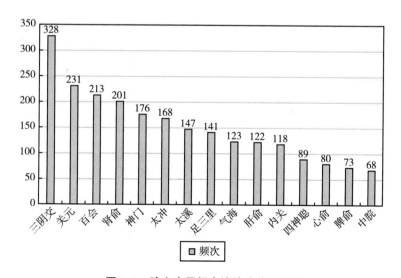

图5-8　腧穴应用频次统计（前15位）

（五）腧穴归经和部位频次统计

856条穴方中，腧穴归经排前5位的经脉为：膀胱经（587次）、任脉（516次）、督脉（387次）、脾经（386次）和心经（309次）（如图5-9）。下肢部取穴频次最高（983次，占29.5%）；其次为腹部（706次，占21.2%）、头部（626次，占18.8%）和背部（593次，占17.8%）（如图5.10）。

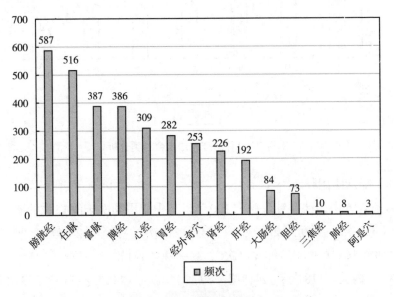

图5-9　腧穴归经频次统计

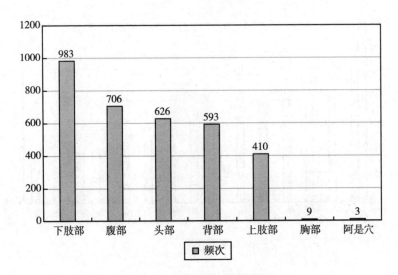

图5-10　腧穴部位频次统计

（六）腧穴主配穴分析

856条穴方中，无辨证取穴705条，有辨证取穴151条，151条文献采用辨证取穴，占17.6%，其中涉及证型44种。针灸治疗围绝经期综合征证型较多，且辨证取穴文献较少，无法进行规律分析，排前5位的证型为：肾阳虚（16次）、肝肾阴虚（14次）、肾阴虚（13次）、脾肾阳虚（8次）和心脾两虚（5次）。无配穴处方625条（占73.0%），有配穴处方231条。有配穴处方中，辨证配穴104条、对症配穴69条、辨病配穴5条，未明确何种配穴方式79条（如图5-11）。511条涉及针刺操作的处方中，主穴数量多集中在4~10个，有411条（占80.4%）（如图5-12）。

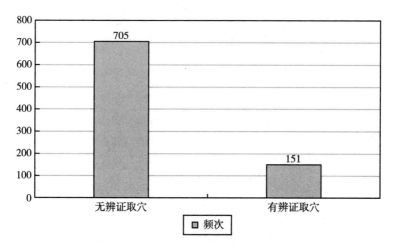

图5-11 针灸处方辨证取穴频次分析

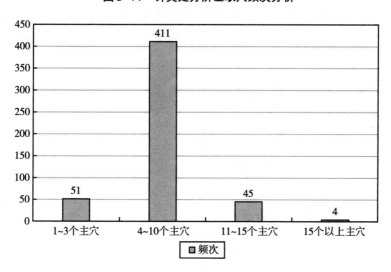

图5-12 针刺处方主穴个数分析

（七）腧穴配伍方法分析

图5-13可见，腧穴配伍中，三阴交和关元、三阴交和肾俞、三阴交和百会、三阴交和神门关联度较高。如表5-3，将主穴使用频次排前30位的腧穴行Apriori模型关联分析发现，常用腧穴配伍排前10位的是：三阴交+神门、三阴交+太溪、三阴交+神门+百会、三阴交+百会+关元、三阴交+太溪+太冲、三阴交+太冲+神门、三阴交+太溪+肾俞、肝俞+脾俞、三阴交+太冲+关元、肝俞+肾俞+脾俞。

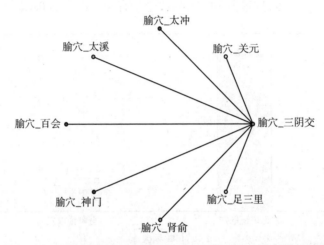

图5-13　现代文献围绝经期综合征针灸处方腧穴配伍网络节点图

表5-3　现代文献围绝经期综合征针灸处方腧穴配伍Apriori模型关联分析

后项	前项	实例	支持度百分比	置信度百分比	规则支持度百分比
三阴交	神门	176	35.918	83.523	30
三阴交	太溪	147	30	87.075	26.122
三阴交	神门+百会	107	21.837	82.243	17.959
三阴交	百会+关元	90	18.367	85.556	15.714
三阴交	太溪+太冲	84	17.143	84.524	14.49
三阴交	太冲+神门	79	16.122	83.544	13.469
三阴交	太溪+肾俞	75	15.306	88	13.469
肝俞	脾俞	73	14.898	82.192	12.245
三阴交	太冲+关元	72	14.694	86.111	12.653

续表

后项	前项	实例	支持度百分比	置信度百分比	规则支持度百分比
肝俞	肾俞+脾俞	70	14.286	82.857	11.837
三阴交	内关+太冲	67	13.673	82.09	11.224
太冲	合谷	66	13.469	83.333	11.224
百会	印堂	62	12.653	85.484	10.816
三阴交	肾俞+太冲	58	11.837	87.931	10.408
气海	中脘+关元	53	10.816	83.019	8.98
三阴交	内关+太冲+百会	51	10.408	80.392	8.367

（八）针刺处方参数分析

511条涉及针刺操作的处方中，有提及留针时间的为411条，占80.4%；留针时间为10~60min不等，留针30min的频次最高，为331条（占80.5%）。治疗频率以"每天1次"和"每周2~3次"居多，分别占53.4%和34.1%（如图5-14）。

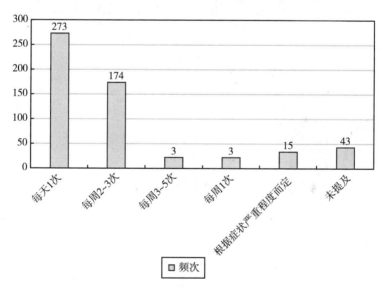

图5-14　针刺处方治疗频率分析

（九）艾灸处方取穴和参数分析

艾灸处方排前10位的腧穴包括：关元（45次）、肾俞（31次）、神阙（28次）、足三里（25次）、三阴交（23次）、气海（22次）、脾俞（13次）、涌泉（13

次）、百会（12次）和命门（9次）（如图5.15）。艾灸处方取穴数量：1~2个62次
（占52.5%），3~5个43次（占36.4%），5个以上13次（占11.1%）（如图5-16）。
涉及11种艾灸方法，排前3位的为悬灸、温针灸和隔药饼灸（如图5-17）。

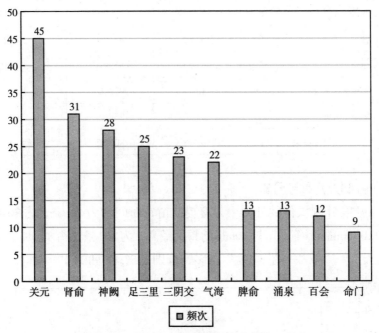

图5-15　艾灸腧穴应用频次统计（前10位）

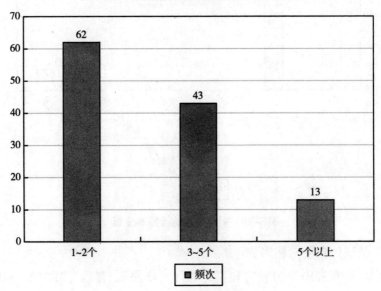

图5-16　艾灸处方取穴数量统计

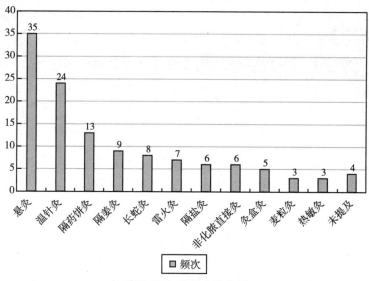

图5-17 艾灸方法分析

（十）耳穴处方取穴和参数分析

耳穴取穴排前10位的是：内分泌（140次）、神门（139次）、肾（137次）、肝（105次）、交感（103次）、皮质下（95次）、心（85次）、内生殖器（59次）、脾（45次）、卵巢（44次）。其中84.8%的操作方法为耳穴贴压，此外亦有采用耳针、耳揿针、耳电针和耳穴刺络放血等方法（如图5-18）。

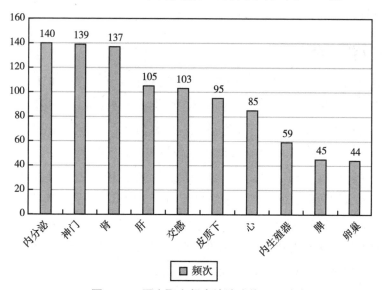

图5-18 耳穴取穴频次统计（前10位）

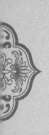

第六章
针灸治疗围绝经期综合征的机制研究

第一节　针灸对神经–内分泌–免疫网络功能的调节

机体的神经、内分泌和免疫系统相互独立且相互交织，共同组成了神经–内分泌–免疫（NEI）网络，与围绝经期综合征的发生密切相关。下丘脑–垂体–卵巢轴（HPO）的平衡是女性NEI网络平衡的关键，维持着机体内环境的稳定。文献显示，目前针灸治疗围绝经期综合征的机制研究，多集中在HPO的平衡和免疫功能的调节。除关注针灸治疗机制外，亦探讨针灸预防围绝经期综合征的机理。

一、治疗机制研究

研究发现，针灸可调节HPO或下丘脑–垂体–肾上腺轴（HPA）的功能，影响围绝经期大鼠的性激素水平及中枢单胺类神经递质水平，提高雌激素受体表达，调整机体免疫功能，抑制卵巢颗粒细胞凋亡，促进卵泡生长发育；或可调节小脑–额叶–颞叶局部功能，改善小脑与其他脑区的连接和反馈。

彭晓涛等研究电针三阴交对自然围绝经期大鼠单胺类神经递质的影响。发现治疗组大鼠卵巢雌二醇（E_2）水平显著增高，中枢去甲肾上腺素（NE）和多巴胺（DA）水平显著上调，中枢5–羟色胺（5–HT）和5–HT/NE水平显著降低，说明电针三阴交可调节自然围绝经期大鼠的性激素水平及中枢单胺类神经递质水平。何宗宝等观察电针不同组穴对围绝经期大鼠生殖内分泌免疫网络相关指标的影响，探讨不同组穴的差异性。电针1组取穴为关元、三阴交，电针

2组取穴为关元、三阴交、百会和风府。结果显示，电针1组对血清E_2、卵泡刺激素（FSH）、促黄体生成素（LH）、NE，下丘脑DA、5-HT水平有显著调节作用，表现为生殖内分泌激素和下丘脑神经递质水平的提高，主要通过HPO干预；电针2组对血清FSH、LH、白细胞介素-2（IL-2）、β-内啡肽（β-EP）、NE，下丘脑NE、DA、5-HT等水平有显著调节作用，表现为免疫、下丘脑神经递质水平的变化。说明电针不同组穴可通过调节生殖内分泌免疫网络功能而治疗围绝经期综合征模型大鼠，且不同穴位配伍的作用机制或途径可能不同。

徐天舒等认为针灸可滋阴补肾、调理冲任，通过调节HPO或HPA的功能，提高围绝经期模型大鼠血清E_2及下丘脑5-HT水平，从而改善围绝经期综合征。何玉伟等研究表明，艾灸可提高性器官的雌激素含量及其受体的表达，促进雌激素及其受体的结合率，从而较好地介导雌激素的生物学效应，调整机体生殖内分泌功能。欧洪琼等基于针灸对卵巢内分泌调节作用，采用电刺激和超声刺激两种物理因子作用于围绝经期模型大鼠关元穴，发现在电刺激30min/d和20min/d及超声刺激10min/d和5min/d连续作用10天的条件下，均能提高围绝经期模型大鼠血清E_2水平，促进卵巢生长、卵泡发育。上调围绝经期卵巢雌激素β受体和细胞色素P_{450}芳香化酶蛋白的表达，可能是电刺激关元穴和超声刺激关元穴促进卵巢生长卵泡发育的机制之一，二者具有相似性。沈洁等研究发现，艾灸关元、三阴交、肾俞等穴均对机体的免疫功能有一定调节，可不同程度地提高T淋巴细胞CD3+、CD4+水平，抑制CD8+的产生，升高CD4+/CD8+比值，提高机体对外界的免疫功能。

陈芷枫等利用脑静息态血氧水平依赖功能磁共振成像技术观察针刺对围绝经期综合征患者脑功能活动的影响。研究显示，围绝经期综合征患者与健康受试者在静息状态下脑功能活动存在显著差异，额叶-颞叶-小脑功能的异常可能是病情相关脑区脑功能活动的特征。针刺经穴引起脑功能变化的核心脑区为小脑，推测针刺经穴可能通过影响上下自主神经网络功能，或者通过加强小脑与脑干、脊髓之间的联系和刺激神经内分泌功能，或者通过影响自主神经系统的交感神经、副交感神经的兴奋和抑制作用从而起到改善围绝经期综合征患者血管舒缩潮热症状的作用。针刺调节小脑-额叶-颞叶局部功能、改善小脑与其他脑区的连接和反馈可能是实现针刺治疗围绝经期综合征整体调节效应的中枢响应特征。

马晓芃等从细胞凋亡角度研究针刺治疗围绝经期综合征的作用机制。结果提示针刺通过下调卵巢颗粒细胞Fas的mRNA表达,上调Bcl-2的mRNA表达,进而调控Fas、Bcl-2的蛋白表达水平,以抑制卵巢颗粒细胞的凋亡。这可能是针刺治疗围绝经期综合征的重要机制之一。针灸可以抑制卵巢颗粒细胞凋亡,减少卵巢卵泡闭锁,促进卵泡发育,使颗粒细胞合成较多的雌激素。

二、预防机制研究

针灸干预围绝经期综合征以预防和早期治疗为重要环节,有文献称为"逆针灸""逆针"或"针灸预处理"。研究发现,发病前和疾病早期阶段针灸均可保护卵巢功能,调节HPO,维持雌激素的生物学效应和雄激素平衡,或可提高身体清除氧自由基的能力,产生相关免疫物质。

李娜等通过观察逆针灸关元穴对去卵巢大鼠的影响,探讨其调节围绝经期综合征HPO功能的机制。研究发现逆针灸组大鼠下丘脑雌激素受体(ER)、促性腺激素释放激素(GnRH)和子宫E_2、ER水平不同程度地升高,垂体FSH和LH水平不同程度地降低,但逆针组和逆灸组两者间无明显差异,说明逆针和逆灸关元穴均能良性调节去卵巢大鼠HPO功能的紊乱。李晓泓等通过逆针灸关元穴,观察其对自然老化和去卵巢大鼠下丘脑不同核团ER的干预作用,发现逆针灸能够在一定程度上平衡去卵巢后下丘脑不同核团ERα及其mRNA表达的动态变化,使过度表达的雌激素受体α(ERα)及其mRNA水平下降,使低表达的ERα及其mRNA水平升高;而逆针灸对子宫和脾脏ERα及其mRNA的表达有上调作用。说明针灸可通过对脑内ER的影响来调节围绝经期身体神经内分泌系统的紊乱状态;针灸预防治疗可增加大鼠子宫组织ER的表达,促进雌激素及其受体的结合率,从而较好地介导雌激素的生物学效应,延缓并减轻进入围绝经期后雌激素分泌不足造成的子宫结构和功能衰退,最终起到调节机体生殖内分泌的作用。针灸可增加去卵巢大鼠免疫器官和细胞ER的表达,维持相关免疫物质的产生,起到调节机体免疫系统功能的作用。程凯等观察逆针灸三阴交穴、关元穴对去卵巢大鼠下丘脑、子宫中雌激素受体含量及与配体结合活性的影响,发现可对去卵巢大鼠起到预防治疗作用,其机制可能与提高机体雌激素水平及靶器官中雌激素受体的含量有关,从而增加雌激素的生物学效应,改善HPO功能紊乱。田素领通过观察逆针关元穴、三阴交穴对去卵巢大鼠血清及组织中E_2、FSH、LH、GnRH的影响及血清中氧化衰老指标丙二醛(MDA)、超氧化物歧化酶(SOD)、谷胱甘肽过氧化物酶(GSH-Px)的作用,评价逆针对围绝经

HPO的调节作用以及抗机体氧化衰老的机理。研究发现，逆针关元穴、三阴交穴可调节去卵巢大鼠紊乱的HPO功能，表现为改善低雌激素水平，抑制增高的促性腺激素水平。逆针关元穴、三阴交穴可提高去卵巢大鼠清除氧自由基的能力，表现为提高过氧化物分解酶活性，抑制过氧化产物生成。

金亚蓓等建立大鼠去卵巢模型，选用肾俞穴和三阴交穴，分5个不同的电针干预时期，观察不同时期电针对模型大鼠耐热能力、体力、睡眠功能的影响。发现电针能增强各时期模型大鼠的耐热能力、体力，缩短入睡时间，延长睡眠时间。在不同时期，电针效果以造模前7d（天）组、造模后1d组和造模后8d组为佳，而造模后15d组和造模后22d组次之。提示电针对模型大鼠的预防和前期干预效果较佳，随着电针介入时间的推迟，疗效呈下降趋势，电针干预围绝经期综合征大鼠以预防和早期治疗较为重要。

金洵等从雄激素平衡和AR介导信号通路入手，观察不同时间介入艾灸预处理对卵巢储备功能减退大鼠卵巢功能的影响，分析其保护效应和作用机制。其中艾灸1组为艾灸干预4周后造模，属单纯疾病前干预；艾灸2组为造模同时艾灸2周，造模结束继续艾灸2周，属疾病早期干预。研究发现，艾灸1组和艾灸2组血清抗缪勒氏管激素（AMH）、双氢睾酮（DHT）、FSH、睾酮（T）、脱氢表雄酮（DHEA）、卵巢AR mRNA水平与模型组有显著差异。与模型组相比，艾灸2组FSHR mRNA表达量明显升高，但艾灸1组FSHR mRNA表达量与模型组无差异。与模型组相比，艾灸1组miRNA-125b mRNA表达量明显升高，但艾灸2组miRNA-125b mRNA表达量与模型组无差异。说明疾病发生之前艾灸和疾病早期艾灸都可保护卵巢功能，均与AR介导的雄激素稳态平衡相关，但两者的效应有差异，作用机制并不相同。

第二节　针灸治疗绝经后骨质疏松症的作用机制

大量研究表明，针灸治疗绝经后骨质疏松症疗效肯定，可有效改善骨组织形态计量学、骨生物力学、骨代谢等生化指标及与骨代谢相关的细胞因子水平。针灸治疗绝经后骨质疏松症的作用机理尚未完全阐明，目前发现针灸有类雌激素样作用，可上调小肠黏膜相关蛋白表达量，增强维生素D生物活性，促进肠钙吸收，并可能与Wnt/β-catenin信号通路、MAPK通道和OPG/RANK/RANKL信号通路有关，以减少骨吸收，促进成骨活动，调节骨重建系统的平衡。

黎喜平等观察"补肾健脾"针刺法对去势雌鼠模型骨组织护骨因子（OPG）、破骨细胞分化因子（ODF）基因表达的影响，穴用足三里、肾俞、命门、关元、大杼和脾俞。结果显示，补肾健脾针刺法可明显抑制去势大鼠骨组织ODF基因表达，促进OPG基因表达，减少骨吸收，促进成骨活动。欧阳钢等观察电针对去卵巢大鼠模型肠黏膜维生素D受体（VDR）mRNA和蛋白表达的影响，发现电针治疗绝经后骨质疏松症机制之一可能与上调小肠黏膜VDR mRNA和蛋白表达量，增强维生素D生物活性有关。王军燕等发现温和灸可明显增强去卵巢大鼠股骨Ⅰ型胶原表达，此可能为"补虚化瘀"灸法治疗绝经后骨质疏松症的机制之一。朱媛媛等研究发现温肾固精方可通过下调破骨细胞组织蛋白酶K（Cat K）mRNA表达而抑制骨基质中人Ⅰ型胶原蛋白（Col-I）的分解，起到治疗绝经后骨质疏松症的作用。李俐等研究显示，针刺肾俞、足三里穴可改善绝经后骨密度降低，其作用机制可能与调节腰椎c-Myc、Cyclin D1和Runx2的mRNA表达有关。

葛伟等观察电针对去卵巢大鼠肠黏膜钙结合蛋白CaBP-D9k mRNA和蛋白表达的影响，发现电针组和药物组两者均上调，但电针组上调水平不及药物组。说明针灸治疗绝经后骨质疏松症的机制之一可能与上调小肠黏膜CaBP-D9K mRNA和蛋白表达量，从而增强肠钙吸收有关。

郭菡等发现补肾益髓埋线法对绝经后骨质疏松模型大鼠的骨量有提高作用，其治疗机理可能与调节内分泌有关，有类雌激素样作用，依靠升高血清E_2，从发病基础上纠正病因。在骨质及钙代谢方面，该法整体上不能上调十二指肠黏膜VDR及CaBP-D9k mRNA表达，对肠钙吸收调节的促进作用并不明显，甚至有一定抑制；结合血清钙磷水平及骨密度的改善，考虑骨量增加主要来源于骨钙排泄的减少。

王亚军等观察电针对去卵巢大鼠Wnt3a和β-catenin基因及蛋白表达的影响，发现针刺防治绝经后骨质疏松症的分子机制可能是通过调控Wnt3a和β-catenin基因和蛋白表达，从而激活Wnt/β-catenin信号通路，以此调节骨重建系统的平衡。Wnt/β-catenin信号传导途径对成骨细胞分化增殖起重要作用。赵勤等观察电针命门穴对去卵巢骨质疏松大鼠股骨OPG/RANKL系统的影响，发现电针命门穴可显著改善去卵巢大鼠骨小梁结构松散、排列紊乱、密度降低等骨质疏松形态学改变，改善股骨最大载荷和断裂载荷，提高骨密度，激活OPG和破骨细胞分化因子（RANKL）表达。说明激活OPG/RANKL信号通路，提高骨代谢过程中骨形成、增强骨强度可能是电针命门穴治疗绝经后骨质疏松症的机制之一。胡进巍等发现穴位埋线对绝经后骨质疏松模型大鼠骨密度有改善作用，可提高血清E_2水平和股骨骨组织中MAP2K1基因蛋白表达，从而影响骨形成相关的MAPK通道，这可能是穴位埋线治疗绝经后骨质疏松症的主要机制之一。

第三节　针灸治疗绝经后抑郁症的作用机制

目前研究表明，针灸对围绝经期抑郁状态有改善作用，其可调节神经递质水平和神经内分泌网络功能，协调Wnt/β-catenin、Notch和cAMP-CREB-BDNF等信号转导通路的表达，促进神经干细胞活力及再生，调控其分化，并抑制神经细胞凋亡。

孔楠楠等研究结果表明，针刺与药物对围绝经期抑郁模型大鼠均有效，其作用机制相似，均可通过调节下丘脑单胺类神经递质发挥治疗作用，针刺组在提高下丘脑5-HT和DA水平方面更具优势。周胜红等使用补肾针刺法治疗围绝经期抑郁模型大鼠，发现补肾针刺法可有效调节模型大鼠下丘脑内单胺类神经递质的水平。彭晓涛等发现，电针三阴交可提高自然围绝经期模型大鼠外周血的E_2水平和大脑皮层DA、NE含量。

李艺等发现电针可增强围绝经期抑郁症模型大鼠活动度，增加探究活动，改善慢性应激导致的快感缺乏。同时电针对该复合模型大鼠血清E_2、ACTH和CORT含量的降低和体重增加均有良性调整趋势。蒋希荣等发现电针百会、肾俞和三阴交可在一定程度上增加围绝经期抑郁症模型大鼠的糖水消耗率和抓力，降低血清CRH、ACTH、CORT、LH和GnRH水平。并升高血清β-EP和E_2水平，从而通过改善其行为学和HPA功能来干预抑郁症。申国明等研究表明，电针内关和三阴交穴可在一定程度上提高去势雌性大鼠血清E_2水平，降低血清FSH和LH水平，并明显减少强迫游泳实验（FST）大鼠的不动时间，增加其挣扎时间，上调室旁核c-fos蛋白表达，通过调整HPA功能发挥其抗抑郁效应。

皇甫伟玲等以"肾脑相济"理论为指导，观察电针疗法对围绝经期抑郁症模型大鼠的行为学改变、大鼠海马内环境中糖皮质激素受体（GR）、盐皮质激素受体（MR）水平变化以及海马CA3区神经细胞、核仁变化等情况。研究发现电针百会、肾俞和三阴交穴能够增加海马CA3区神经元细胞数量，提高功能活性，其对围绝经期抑郁症模型大鼠的改善作用可能与电针疗法对海马内环境的良性调整有关。邓雪等发现电针百会、三阴交及肾俞能够增加围绝经期抑郁症模型大鼠海马CA3区神经干细胞的绝对数量，促进神经干细胞向神经元细胞及星形胶质细胞分化；电针组β-catenin及GSK-3β的蛋白表达量与模型组有显著差异，这可能与Wnt/β-catenin通路的激活密切相关。任路团队的研究表明，艾灸肾俞、百会和三阴交穴可上调围绝经期抑郁模型大鼠海马组织的胶质纤维酸性蛋白（GFAP）、丝氨酸/苏氨酸激酶（GSK-3β）及其mRNA表达，下调其Tuj-1、β-catenin和β-catenin mRNA表达，通过干预Wnt/β-catenin信号通路相关蛋白基因表达调控海马NSCs的定向分化，减少细胞凋亡。电针百会、肾俞和三阴交穴可上调其海马组织、NE、Dickkopf相关蛋白（DKK-1）、BDNF和环磷腺苷效应元件结合蛋白（CREB）含量以及MAP-2蛋白、Notch1蛋白及及其mRNA表达，下调其海马LRP-5、LRP-6蛋白表达和Jagged1、Hes1蛋白及其mRNA表达，减少遗传分化指数，通过干预Notch通路和cAMP-CREB-BDNF信号转导通路相关蛋白基因表达来促进海马神经再生，并抑制细胞凋亡。艾灸百会、大椎和肾俞穴可上调其海马组织NICD、Notch l蛋白及mRNA表达，下调其海马Jagged1、Hes1、Mash1基因及其mRNA表达，通过干预Notch通路相关蛋白基因表达来促进海马细胞增生。

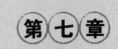

第七章

围绝经期综合征的日常管理与护理

绝经是女性生命中必经的生理过程，其本身不是一种需要治疗的疾病，但卵巢功能衰退所致的内分泌失衡和雌激素缺乏，会产生一系列与绝经有关问题和疾病。《素问·四气调神大论》曰："圣人不治已病治未病，不治已乱治未乱，此之谓也。"因此女性从开始进入围绝经期时就应重视预防和保健，除激素补充治疗外，生活方式的干预和护理尤为重要。

一、一般健康管理

WHO制定了一个围绝经期综合征自我检测衡量健康的新概念，其检测内容分三部分。

1. "五好"，即吃饭、走路、二便、睡眠、说话5个方面良好。

2. "三良"，即个人性格及情绪、处事能力、人际关系3个方面良好。

3. 定期进行妇科检查，加强锻炼，营养合理。

还需定期测量体重和腰围，进行乳房自我检查，记录月经卡，加强对绝经期常见妇科疾病早期症状的识别能力。保持外阴部清洁，预防萎缩的生殖器发生感染。规律进行凯格尔训练，以加强盆底组织的支持力。

二、饮食调护

（一）饮食干预原则

1. 适量蛋白质、维生素和微量元素的摄入

随着性腺退化，绝经期女性身体其他组织器官也逐渐退化，饮食上每日每千克体重应至少摄入1g蛋白质，尤其是充分的优质蛋白质，如牛奶、鸡蛋、瘦

肉、鱼类及豆制品等。

2.低脂饮食，限制动物脂肪

绝经期女性最好食用富含不饱和脂肪酸的植物油，如橄榄油、茶籽油、核桃油等，减少猪油、奶油、牛油等动物油脂的摄入，减少胆固醇含量高的食物，如蛋黄、脑髓、动物内脏等。这些食物中所含的饱和脂肪酸可使血液中胆固醇水平明显升高，易导致动脉粥样硬化斑块的形成。

3.清淡饮食

应控制每日食盐摄入量在6g以下，限制热量摄入，保持正常体重。肥胖已成为绝经后女性日益严重的问题，体重若减轻5%~10%，可有效改善与肥胖相关的多种异常状况。

4.多吃新鲜绿色蔬菜和水果

含胡萝卜素、矿物质和纤维素多的蔬菜、水果，如小白菜、芹菜、大枣、山楂等，能增加血管韧性，预防动脉粥样硬化和冠心病。围绝经期女性常发生便秘者可多食纤维素较高的食物，如豆类、根茎类蔬菜及叶菜等。此外洋葱可减少骨质流失，多吃菠菜等深色绿叶蔬菜，可使身体充分摄入钾和镁，帮助维持酸碱平衡，减少钙的排泄。每日进食水果和蔬菜不少于250g，但血糖高或肥胖者应少吃高甜度水果如榴莲、冬枣等。

5.补充钙和维生素D

牛奶和豆制品是钙质的良好来源。常见高钙食物还包括虾米、海带、紫菜、牡蛎、海藻、芝麻酱等，可预防绝经期骨质疏松。补钙基础上还需补充维生素D，可增加骨密度，减少骨折发生率。多晒太阳，如日照充分，可少补或不补充维生素D。我国推荐50岁以上人群钙摄入量为1000mg/d，维生素D的推荐摄入量为600IU/d。

6.忌用刺激性食物

每日饮酒量不超过20g，应严格戒烟，摄入咖啡因（如咖啡、浓茶等）亦会增加尿钙和内源性粪钙丢失。虽然经常饮茶者围绝经期综合征及关节疼痛的发生率低于不饮茶者，原因可能与茶中含丰富的类黄酮物质有关，但浓茶会增加钙丢失。

（二）养生药膳推荐

1.地黄枣仁粥

组成：酸枣仁、生地黄各30g，大米100g。

做法：酸枣仁加水研末，取汁100mL，生地黄煎汁100mL，将以上二汁与大米同煮为粥。

功效：补阴清热。适用于五心烦热、面热汗出、耳鸣腰酸、烦闷易怒、口苦尿黄、多梦、便干等。

2.桂圆红枣百合莲子枸杞糖水

组成：桂圆、红枣、莲子各20个，百合50g，枸杞10g。

做法：入锅煮20min左右。

功效：补血滋阴。适用于面色无华、口苦咽干、神疲乏力、少气懒言等症。

3.胡麻健美方

组成：芝麻1kg，白蜜或枣膏适量。

做法：芝麻淘净后上锅蒸，上汽后取出晒干，用水淘去沫，再蒸，反复几次后，炒香研末，白蜜或枣膏与芝麻末相混做成蜜丸大小。

功效：乌发防脱，健脾补肾。适用于面容枯槁、头发早白、腰酸膝软等症。

三、心理调护

绝经期前后女性容易出现焦虑、悲观、情绪波动、失眠、多疑、易疲劳、注意力不集中等情况，关注心理调护对围绝经期综合征的防治有积极作用。

1.正确认识围绝经期

对围绝经期正常的生理、心理变化，要有足够的认识和了解，做好心理准备，从容适应这一特殊生理阶段，消除不必要的思想顾虑。

2.处理好家庭、社会关系

家庭和睦是预防本病的重要因素。围绝经期女性不但要适应家庭，更要适应社会，以乐观态度和平和心态对待生活，这对预防抑郁症十分有利。人际关系对心理保健是积极因素，若缺乏社交而陷于孤独，往往会导致精神疾病、绝望甚至引发自杀行为。

3.创造丰富多彩的生活

围绝经期女性大多临近退休，或已退休或下岗在家，思想压力较大，内心总存在失落感。这时要把生活安排得有节奏，适当增加业余爱好，如养鱼、养花、绘画、下棋、听音乐等，不仅可以增加生活乐趣，还能增进身心健康。

4.合理安排体育锻炼

体育活动可通过促进新陈代谢，增强各器官生理机能，改善身体素质和心理素质，提高对突发事件的适应能力。

5.心理疏导

心理疏导对围绝经期综合征精神心理状态异常有治疗作用，可改善患者躯体化、抑郁、焦虑、恐怖等症状，方法如解释病情、精神支持、鼓励、安慰和音乐疗法等。

四、运动调护

（一）运动方式

参加力量训练和有氧运动可使围绝经期不良反应大幅度下降，最佳方式是中等强度的有氧运动，运动频率以每周3~5次为宜，每次至少15min，30~60min可达最大效果。每周增加2次额外的抗阻力练习。运动方式可选择哑铃、跳绳、跑步、健身舞、体操等，也可进行步行、太极拳、游泳、骑脚踏车等健身运动。步行对围绝经期女性来讲可达到最大氧气摄取量或可使无氧阈值增加，一般认为是最适合的运动方式。

（二）运动要诀

1.运动疗法要循序渐进、持之以恒，从简单、轻量运动做起，避免复杂、剧烈运动。

2.运动前应先做准备活动，防止突然剧烈活动造成心慌、气促、晕倒等不良情况。运动后应进行整理活动，使身体逐渐恢复到正常状态。

3.运动期间要善于自我体察，注意呼吸、血压、脉搏及锻炼后的自身感觉，防止不良反应。并定期体检，以便调整自己的锻炼方法，提高运动效果。

4.身体不舒适或感到体力不支时，不要强行锻炼，可减量或暂时停止锻炼。

五、中医调护

（一）艾灸

主要推荐穴位：气海、关元、肾俞、脾俞、足三里。

操作方法：气海、关元、肾俞、脾俞可采用艾条悬起灸或灸盒灸，足三里采用艾条悬起灸或麦粒灸。悬起灸方法如下：将艾条的一端点燃，对准应灸腧穴处，约距离皮肤2~3cm，进行艾灸，使患者局部有温热感而无灼痛为宜。每次每穴灸15~20min，以皮肤出现红晕为度，每周艾灸2~3次。如遇到小儿或年龄大知觉减退者，施灸者可将食中两指置于施灸部位两侧，感知局部受热程度，防止烫伤。麦粒灸方法如下：先在穴位处涂抹少量凡士林或绿药膏，然后将艾绒搓成米粒大小，放置于穴位处，点燃艾绒（艾绒较小，可采用线香点燃），此为1壮，当1壮燃尽，继续放第2壮，艾绒灰无需除去。每次施灸9壮，9壮结束，除去艾灰，局部消毒。疗程：每次选取其中1~2个穴位，每次每穴悬起灸15~20min，每周2~3次，以皮肤红晕为度；足三里每周麦粒灸1~2次。

（二）足浴

取酸枣仁20g、当归10g、丹参10g、熟地黄10g、黄连6g、夜交藤15g、香附10g。将上述药物清水浸泡30min后武火煎煮，煮沸后改用文火煎煮30min，煎药汁500mL左右。睡前30min将药液倒入足浴盆中，同时加温水，水温控制在38℃~43℃，液面高于双侧三阴交穴。

足浴最佳时间是晚上7~9点，时间不可过长，以30min左右为宜，每日或隔日1次。围绝经期糖尿病患者应特别留意水温高低，避免烫伤；阴虚体质、心脏病、心功能不全及低血压、头晕者均不宜长时间足浴；饭后半小时内也不宜足浴。

（三）走罐和刮痧

走罐可选择督脉和膀胱经，时间按出痧程度灵活选择，一般为10分钟左右，可在出痧重处配合留罐10min，每2~3周治疗1次。

刮痧穴位可选择头部的四神聪穴，背部的肾俞穴，胸腹部的中脘穴、天枢穴、气海穴，下肢的足三里穴，采用面刮法，每次每穴轻刺激刮拭40次左右。

（四）代茶饮

1.围绝经期降火茶

配方：苦丁茶3g、莲子心1g、枸杞子10g、菊花3~5朵。将上述药茶放入茶杯中，以沸水闷10min，以此代茶频饮，可反复冲泡2~5次。

功效：滋阴降火。适用于阴虚火旺型围绝经期综合征。

2.五味子茶

配方：五味子100g。五味子以水煎制，代茶频频饮用，每日1剂，一般服15日左右见效，可连服30~60日。

功效：安神定志，调节肝肾。

3.牵牛花籽茶

配方：10粒牵牛花籽。每天将10粒牵牛花籽压碎，泡热水饮用。

功效：牵牛花子为常用中药材，黑色的为"黑丑"，米黄色的为"白丑"，其富含脂肪酸、有机酸等成分，具有利尿之效，可用于治疗水肿腹胀、大小便不利等症，对缓解围绝经期综合征亦有显著功效。

4.枸杞莲心茶

配方：枸杞子10g、白菊花3g、莲子心1g、苦丁茶3g。洗净枸杞子、白菊花，晒干或烘干，与莲心苦丁茶同放入杯中沸水冲泡，加盖闷10min，即可饮用。频频饮服，可冲泡3~5次。

功效：滋阴补肾。适用于肾阴虚型围绝经期综合征。

5.枸橘饮

配方：鲜枸橘30g，红糖10g。

泡饮法：洗净枸橘，切成薄片放入锅中，煎煮20min调入红糖即成。当蜜饯茶，每天使用不超过50g。

功效：疏肝理气。适用于肝郁气滞型围绝经期综合征，症见绝经期前后胸胁及小腹胀满疼痛，抑郁不乐，时有叹息、嗳气，或见失眠头晕，食欲缺乏等。

参考文献

［1］曹泽毅.中华妇产科学［M］.北京：人民卫生出版社，2006.

［2］夏桂成.夏桂成实用中医妇科学［M］.北京：中国中医药出版社，2009.

［3］于雪松，李灵芝.李灵芝从天癸与肾论治围绝经期综合征经验［J］.湖南中医杂志，2017，33（10）：39-40.

［4］郭海燕，李梦梦，卢轩，等.张智龙治疗围绝经期综合征经验解析［J］.江苏中医药，2015，47（06）：24-25.

［5］崔小可，牟淑敏.牟淑敏副教授运用补肾健脾调更汤治疗围绝经期综合征经验［J］.光明中医，2016，31（04）：496-497.

［6］郑嘉怡，赖新生，郑嘉乾，等.赖新生通元法治疗围绝经期诸症经验［J］.辽宁中医杂志，2019，46（04）：706-708.

［7］顾佳棋，袁娇，王萍.王萍教授治疗绝经期女性失眠之经验浅谈［J］.医药前沿，2019，009（005）：231-232.

［8］吴晓亮，孙建华，盛艳，等.盛灿若教授针刺治疗热潮红类症的学术思想和选穴经验［J］.中国针灸，2019，39（09）：989-991.

［9］陈秋霞，林浣妹，王小云.王小云治疗围绝经期崩漏经验介绍［J］.新中医，2018，50（05）：258-260.

［10］俞天怡，蒋前峰，杨丹红.杨丹红治疗围绝经期女性盆底功能障碍性疾病经验浅析［J］.浙江中医药大学学报，2019，43（05）：493-495.

［11］赵梦云，张汗，吴节.调鬼穴治疗围绝经期失眠症机制及应用初探［J］.四川中医，2014，32（03）：26-27.

［12］孟东红.围绝经期汗症从瘀论治的治疗体会［J］.四川中医，2011，29（06）：25-26.

［13］赖斌，焦琳，熊俊，等.针刺与西药治疗围绝经期综合征的疗效比较系统评价［J］.江西中医药大学学报，2017，29（02）：104-108+124.

［14］吴倩，温秀云，伍亚男，等.针灸治疗绝经相关症状和生活质量的系

统评价［J］. 中华中医药杂志，2016，31（11）：4803-4810.

［15］孙玮. 针灸治疗围绝经期综合征的系统评价［D］. 四川：成都中医药大学，2014.

［16］张光彩，陈希，符文彬，等. 基于GRADE评级对针灸治疗围绝经期睡眠障碍的系统评价［J］. 广州中医药大学学报，2016，33（01）：126-131.

［17］王莹莹，陈虹，薛晓静，等. 针刺治疗围绝经期情绪障碍安全性和疗效的系统评价［J］. 辽宁中医杂志，2018，45（12）：2478-2484.

［18］陈芷枫. 基于fMRI研究针刺改善妇女围绝经期综合征血管舒缩症状的中枢调节机制［D］. 成都中医药大学，2016.

［19］田素领. 逆针关元、三阴交对去卵巢大鼠HPO轴的影响及抗氧化作用的实验研究［D］. 北京中医药大学，2011.